全国中医药行业高等教育"十三五"创新教材

实用护理综合技能实践

（供护理学专业用）

主　编　李　丽　石国凤　肖政华

中国中医药出版社

·北　京·

图书在版编目（CIP）数据

实用护理综合技能实践 / 李丽，石国凤，肖政华

主编 .-- 北京：中国中医药出版社，2020.6

全国中医药行业高等教育"十三五"创新教材

ISBN 978 - 7 - 5132 - 5990 - 3

Ⅰ.①实…　Ⅱ.①李…②石…③肖…　Ⅲ.①护理学—

中医学院—教材　Ⅳ.① R47

中国版本图书馆 CIP 数据核字（2019）第 289261 号

中国中医药出版社出版

北京经济技术开发区科创十三街 31 号院二区 8 号楼

邮政编码　100176

传真　010-64405750

山东百润本色印刷有限公司印刷

各地新华书店经销

开本 787×1092　1/16　印张 11　字数 238 千字

2020 年 6 月第 1 版　2020 年 6 月第 1 次印刷

书号　ISBN 978 - 7 - 5132 - 5990 - 3

定价　48.00 元

网址　www.cptcm.com

社 长 热 线　010-64405720

购 书 热 线　010-89535836

维 权 打 假　010-64405753

微信服务号　zgzyycbs

微商城网址　https://kdt.im/LIdUGr

官 方 微 博　http://e.weibo.com/cptcm

天猫旗舰店网址　https://zgzyycbs.tmall.com

如有印装质量问题请与本社出版部联系（010-64405510）

全国中医药行业高等教育"十三五"创新教材

《实用护理综合技能实践》编委会

主　编　李　丽　石国凤　肖政华
副主编　严　璐　张璐姣　苏芬菊
编　委　杨丽莎　李海波　刘　青　刘　蕾
　　　　李　媛　吴　灿　王天兰　张献文
　　　　卢　丹　熊江艳　徐　欢　王艺瑾

编写说明

护理学是一门实践性、应用性很强的学科，随着社会的进步和护理工作模式的转变，护理学的理论和实践研究也发生了深刻变化。为培养护理学生的实践能力、沟通交流能力、团队合作能力、自主学习的能力，我们本着以教师为主导、学生为主体的教学理念，根据教师和学生在教学活动中的需求，编写了《实用护理综合技能实践》一书。

本教材以临床案例的形式将护理学中的基本知识、基本理论与基本技能融合在一起，促进学生从护生到护理人员的角色转变，使教学与临床护理工作实现无缝连接。

本教材由上篇、下篇组成，上篇是常用基础护理操作技术，包括护理常用的 19 项护理技能操作，每项护理操作以临床案例为引线来完成护理技能操作，在操作中将护士与病人的沟通自然融合，以培养学生的人文关怀精神及沟通技巧，同时在附录中增加每一项操作的评分标准，考核、了解学生技能的掌握情况。下篇为综合案例分析。该部分将内科护理、外科护理、急危重症护理等 30 项实训项目以临床案例形式导入，通过学生小组讨论和思考后提出护理措施及相关的护理操作，以培养学生分析问题和解决问题的能力。

本教材将护理学的理论知识和操作技能综合运用于护理实践，能更好地将所学理论应用于临床实践，使护理学生在今后的临床护理工作中为病人提供更专业的护理服务，以满足病人的生理、心理和社会需求。

本教材适用于护理学专业教学使用，可用于学生临床实习前期的综合训练，以及护理操作考核指导，也可以为临床初级护士提供参考借鉴。

《实用护理技能综合实践》编委会

2020 年 1 月

目 录

上篇 常用基础护理操作技术

项目一 一般洗手法

实训目的

清除手部皮肤污垢和大部分暂居菌，切断通过手传播感染的途径。

教学目标

1. 能复述一般洗手法的目的和注意事项。
2. 熟练完成一般洗手技术操作。

张先生，50岁。因右前臂外伤行清创缝合术。术后护士遵医嘱给予静脉输液，输液前进行操作前洗手。

【评估】

1. 洗手设施是否齐全和完备。
2. 环境是否清洁、明亮、宽敞。

护士："您好！我是您的责任护士严某，能告诉我您的床号和姓名吗？"

病人："1床，张某。"

护士："好的，张叔叔，我看一下您的手腕带。""请允许我先核对您的床头卡或床尾卡。""您现在感觉怎么样？张叔叔，手术后伤口还疼吗？为了避免您术后出现感染，遵医嘱要给您进行静脉输液，输入消炎药物，预防感染的发生。您选择哪只手输液呢？"

病人："左手。"

护士："好的。我先评估一下您左手手背的皮肤和血管情况，您左手的皮肤完好无损，血管较粗直，弹性也好，没有疤痕硬结，那我们待会儿就在左手进行输液。"

病人："好的。"

护士："那您现在先休息，我回去准备用物。"

【操作前准备】

1. 护士准备　衣帽整洁，修剪指甲，取下手表、饰物，上卷衣袖。

2. 环境准备　清洁、宽敞。

3. 用物准备　流动水洗手设施、清洁剂、干手物品。

【操作过程】

1. 准备　打开水龙头，调节合适水流和水温（图1–1）。

操作要点：水龙头最好是感应式或用肘、脚、膝控制的开关。

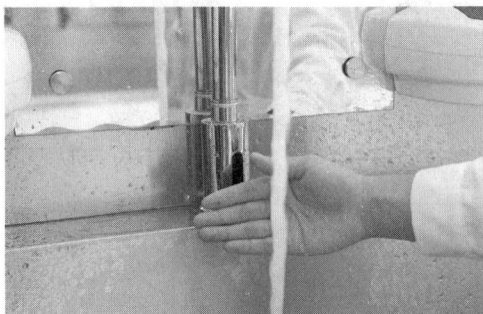

图 1–1

2. 湿手　在流动水下，使双手充分淋湿（图1–2）。

操作要点：水流不可过大，以防溅湿工作服；水温适当，太热或太冷会使皮肤干燥。

3. 涂剂　关上水龙头并取清洁剂均匀涂抹至整个手掌、手背、手指、指缝（图1–3）。

操作要点：取一定量清洁剂，不宜过多，以免滴落；不宜过少，否则达不到清洁效果。

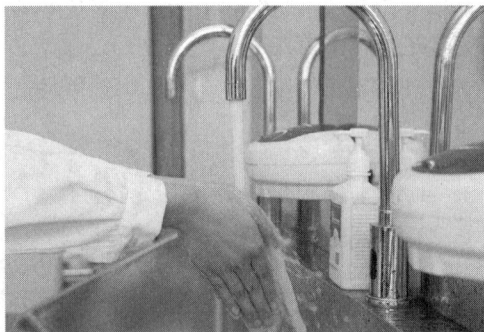

图 1–2

4. 洗手　认真揉搓双手至少15秒，具体揉搓步骤如下（图1–4）。

（1）掌心相对，手指并拢相互揉搓。

（2）掌心对手背沿指缝相互揉搓，交换进行。

（3）掌心相对，双手交叉指缝相互揉搓。

（4）弯曲一手手指使关节在另一掌心旋

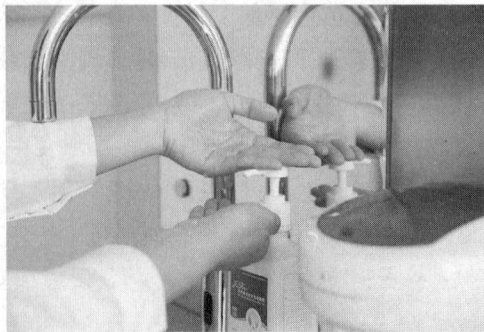

图 1–3

转揉搓，交换进行。

（5）一手握另一手大拇指旋转揉搓，交换进行。

（6）一手五指尖并拢在另一掌心中旋转揉搓，交换进行。

（7）一手握住另一手手腕回旋揉搓手腕部及腕上 10cm，交换进行。

操作要点：注意清洗双手皮肤各面，包括指背、指尖和指缝等。

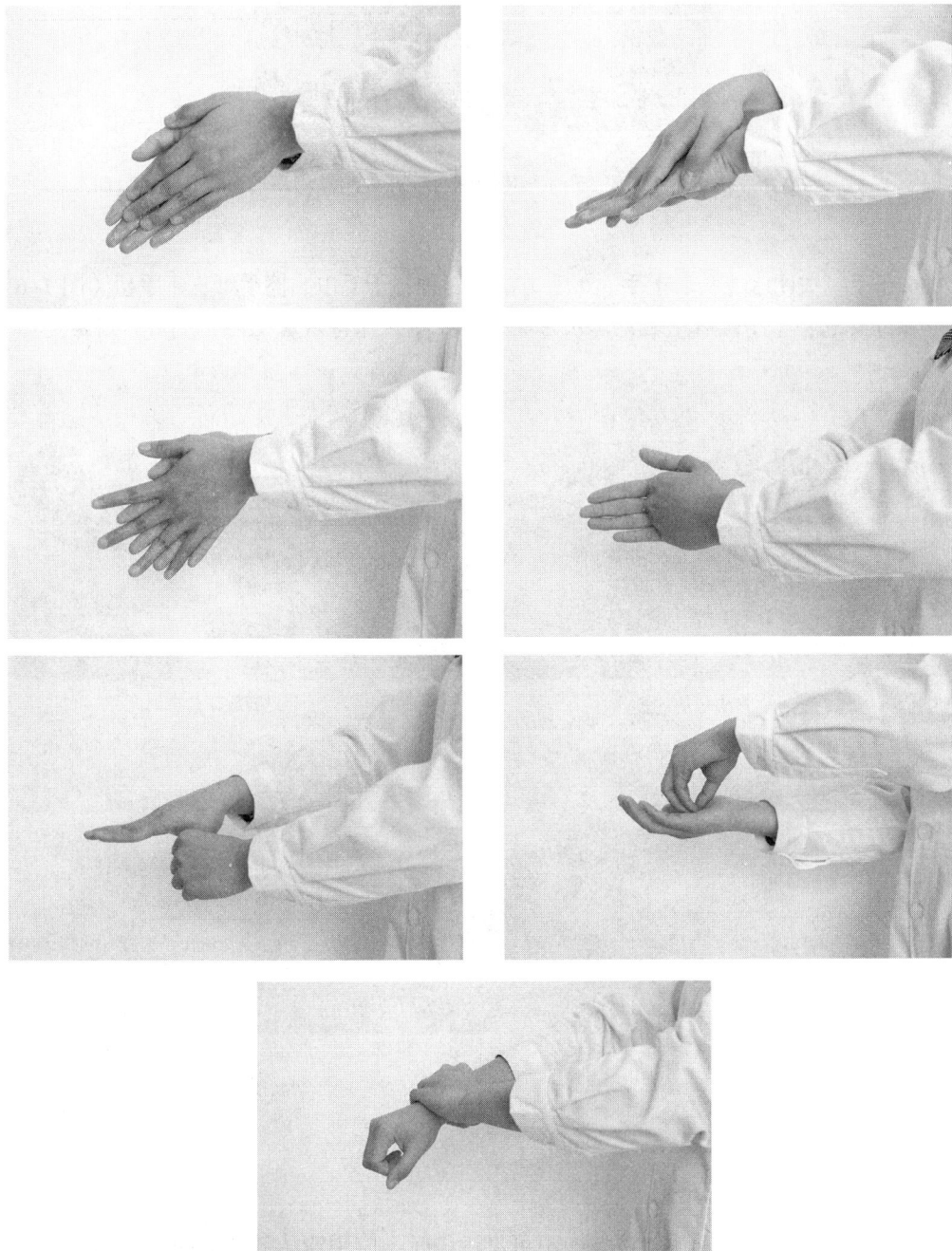

图 1-4

5. 冲净　打开水龙头，在流动水下彻底冲净双手（图1-5）。

操作要点：流动水可避免污水沾污双手；冲净双手时注意指尖向下。

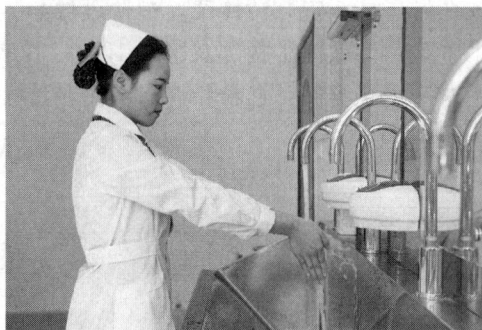

图1-5

6. 干手　关闭水龙头后干手。干手方法有3种：干毛巾、擦手纸、干手机（图1-6）。

操作要点：干手过程中避免二次污染；干手巾应保持清洁干燥，一用一消毒。

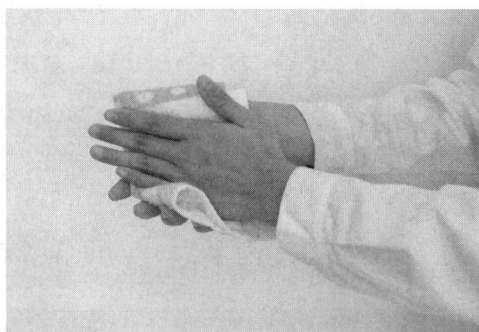

方法一

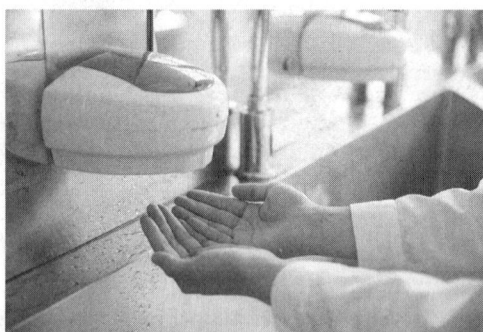

方法二

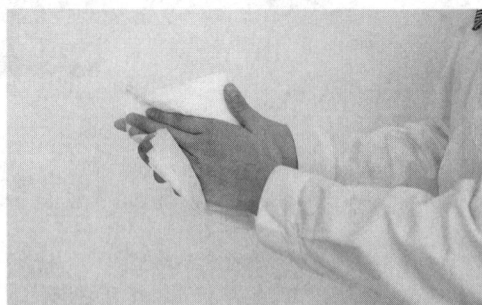

方法三

图1-6

【注意事项】

1. 当手部有血迹或其他体液等肉眼可见污染时，应用清洁剂和流动水洗手；当手部没有肉眼可见污染时可用速干手消毒剂消毒双手代替洗手，揉搓方法与洗手方法相同。

2.洗手方法正确，手的各个部位都需洗到、冲净，尤其要认真清洗指背、指尖、指缝和指关节等易污染部位；冲净双手时注意指尖向下。

3.注意调节合适的水温、水流，避免污染周围环境。

4.洗手指征：①直接接触每个病人前后。②从同一病人身体的污染部位移动到清洁部位时。③接触病人黏膜、破损皮肤或伤口前后。④接触病人血液、体液、分泌物、排泄物、伤口敷料等之后。⑤接触病人周围环境及物品后。⑥穿脱隔离衣前后、脱手套之后。⑦进行无菌操作，接触清洁、无菌物品前。⑧处理药物或配餐前。

项目二　无菌技术

实训目的

无菌技术作为预防医院感染的一项重要而基础的技术，医护人员必须正确、熟练地掌握，在技术操作中严守操作规程，以确保病人安全。

教学目标

1.能复述无菌技术的概念和无菌观念。

2.熟练进行无菌技术操作。

病人，王芳，女，78岁，农民。因"反复双下肢溃烂2年余，再发下肢溃烂1月余"于2018年6月10日拟"糖尿病足、肺结核待排"入院。该病人有2型糖尿病病史10余年，长期服用"格列奇缓释片"30mg，每日1次。入院查体：神清，双肺呼吸音粗，未闻及明显干湿啰音，腹膨隆，无压痛及反跳痛，肝脾肋下未及，双肾区无叩痛，双下肢浮肿，移动性浊音阴性，四肢肌力Ⅳ级。右小腿前皮肤变黑，皮下波动感，多处破溃，有大量脓性分泌物，伴恶臭；右外踝创面可见肌腱、骨膜，有恶臭。左下肢跟部有破溃伴少许渗液。

现遵医嘱为病人进行伤口换药，准备换药用物并进行伤口换药护理。

【评估】

治疗室环境清洁、宽敞、明亮，每日用紫外线灯照射消毒1次。操作前30分钟停止一切清扫工作，减少人员走动，避免尘土飞扬。治疗台面清洁、干燥、平坦。

护士："您好！我是您的责任护士严某，能告诉我您的床号和姓名吗？"

病人："1床，王某。"

护士："好的，王奶奶，我看一下您的手腕带。请允许我先核对您的床头卡或床尾卡。""王奶奶您现在感觉怎么样？由于您外踝伤口创面有大量脓性分泌物，这会影响您伤口的愈合进度，现遵医嘱为您进行伤口换药，希望您配合一下好吗？"

病人："好的。"

护士："我先看看您伤口的情况。您右小腿皮肤变黑，皮下波动感，多处破溃，有大量脓性分泌物，伴恶臭；右外踝创面可见肌腱、骨膜，有恶臭；左下肢根部有破溃伴少许渗液；需要为您更换伤口敷料，那您现在先休息一会，我回去准备一下换药用物。"

【操作前准备】

1.护士准备 衣帽整洁，修剪指甲，洗手，戴口罩，必要时穿无菌衣，戴无菌手套（图2-1）。

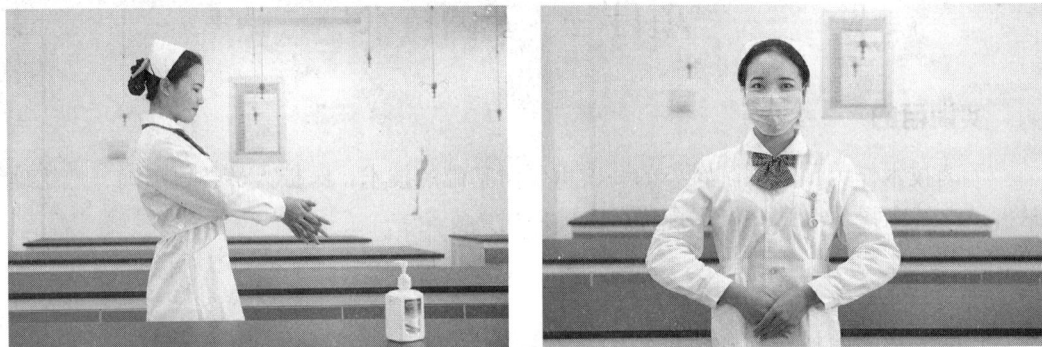

图2-1

2.环境准备 清洁、宽敞、定期消毒。

3.用物准备 无菌持物钳包、无菌治疗巾包、无菌治疗碗包、无菌纱布罐、无菌溶液、无菌手套一双、治疗盘、弯盘、治疗车、手消毒剂、记录卡、笔、手表（图2-2）。

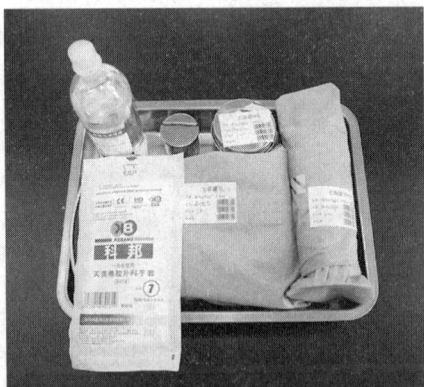

图2-2

【操作过程】

1.放置用物 治疗车推至操作台旁呈90°固定→治疗盘放置操作台上，依次取出无菌物品，有序合理地放置在操作台面上（图2-3）。

操作要点：合理有序放置用物，方便操作，同时避免操作过程中跨越无菌区域。

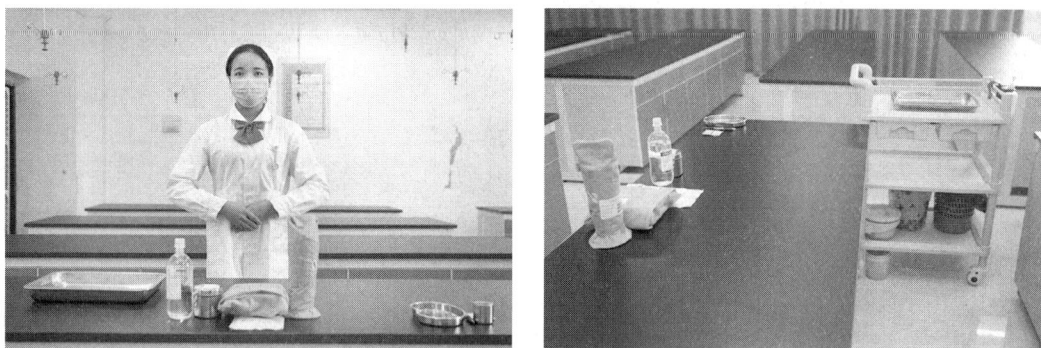

图 2-3

2. 检查用物 检查无菌持物钳罐、无菌治疗巾包、无菌治疗碗包、无菌纱布罐名称、有效期、灭菌效果及外包装是否符合要求；检查无菌溶液的名称、浓度、剂量、有效期，瓶口有无松动、瓶身有无裂痕、对光检查溶液质量；检查无菌手套型号、有效期、外包装密封性；检查治疗盘、弯盘是否清洁、干燥（图 2-4）。

操作要点：确保用物在灭菌有效期内使用，以及无菌物品符合无菌操作要求；第一次使用，应记录开启日期、时间并签名，在有效期内可以使用。无菌持物钳罐干式保存有效期为 4 小时；无菌包开包后有效期为 24 小时，无菌罐开启后有效期为 24 小时，无菌溶液开启后 24 小时可做清洁操作用。

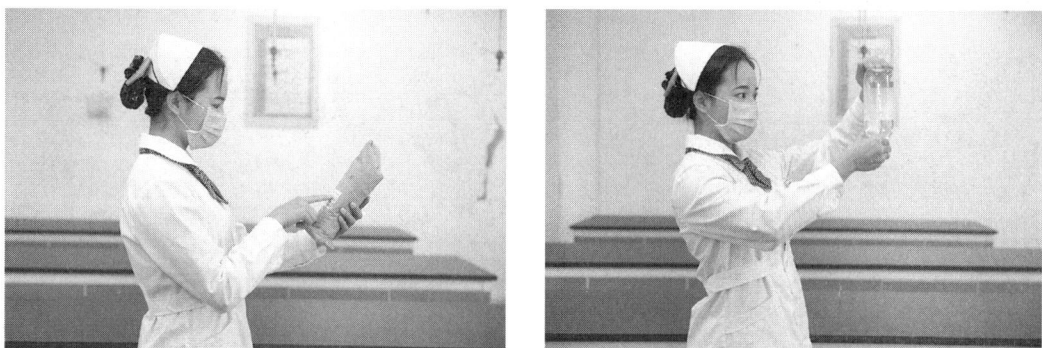

图 2-4

3. 打开无菌持物钳包 打开无菌持物钳包→记录开包时间，有效期为 4 小时（图 2-5）。

操作要点：打开盛放无菌持物钳的容器盖，手持无菌持物钳上 1/3 处，闭合钳端，将钳移至容器中央，垂直取出，关闭容器盖，手不可触及容器盖内面，盖闭合时不可从盖空中取、放无菌持物钳，取、放时，钳端不可触及容器口边缘。保持钳端向下，在腰部以上视线范围内活动，不可倒转向上。用后闭合钳端，打开容器盖，快速垂直放回容器，关闭容器盖，防止无菌持物钳在空气中暴露过久而污染。

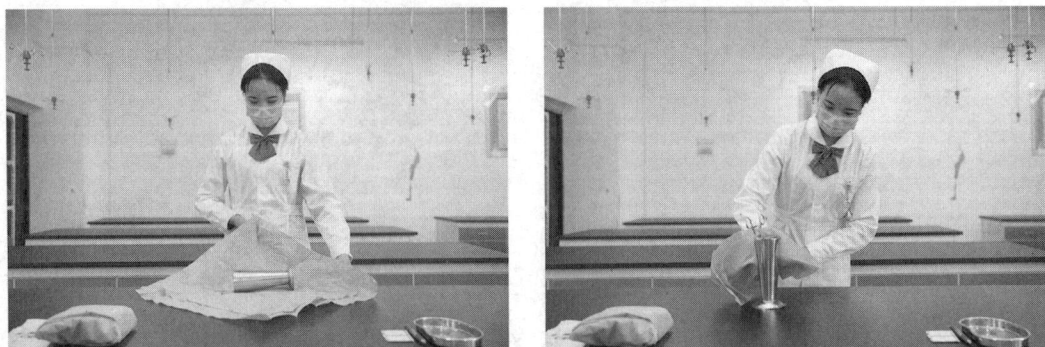

图 2-5

4. 取无菌治疗巾 打开无菌治疗巾包（揭开外层包布，顺序为上、左、右、下角）→用无菌持物钳打开内层包布（揭开内层包布，顺序为上、左、右、下）→取一块无菌治疗巾（垂直闭合，手持持物钳上端 1/3 处，钳端向下，不触及容器口边沿）于治疗盘内→回包（按原折痕包，即下、右、左、上角）→注明开包时间，24 小时内有效→铺盘（双手捏住治疗巾一边外面两角，将上层呈扇形折至对侧，开口向外，形成无菌区域）（图 2-6）。

操作要点：手不可触及包布内面及无菌物品；用无菌持物钳夹取所需物品放在备妥的无菌区，按原折痕包好，注明开包日期及时间，限 24 小时内使用；铺无菌治疗巾时手不可触及无菌巾内面，也不可跨越无菌区域。

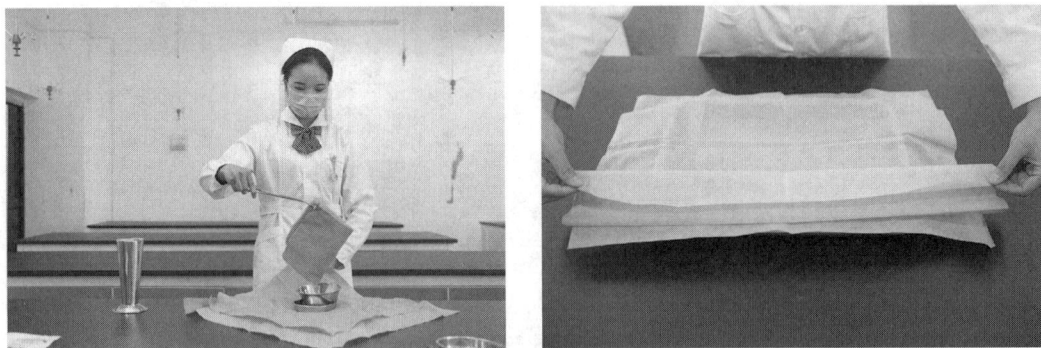

图 2-6

5. 取无菌治疗碗 打开无菌治疗碗包（揭开外层包布，顺序为上、左、右、下角）→用无菌持物钳打开内层包布（揭开内层包布，顺序为上、左、右、下）→夹取无菌治疗碗于已铺好的无菌区域内（图 2-7）。

另一种方法：打开无菌治疗碗包→一手抓住包布四角，一手抓住无菌治疗碗→将无菌治疗碗放于已铺好的无菌区域内。

操作要点：打开无菌包不可触及包布内面，不可跨越无菌区；如取出包内部分物品，用无菌钳夹取所需物品放在备妥的无菌区，按原折痕包好，注明开包日期及时间，限 24 小时内使用。

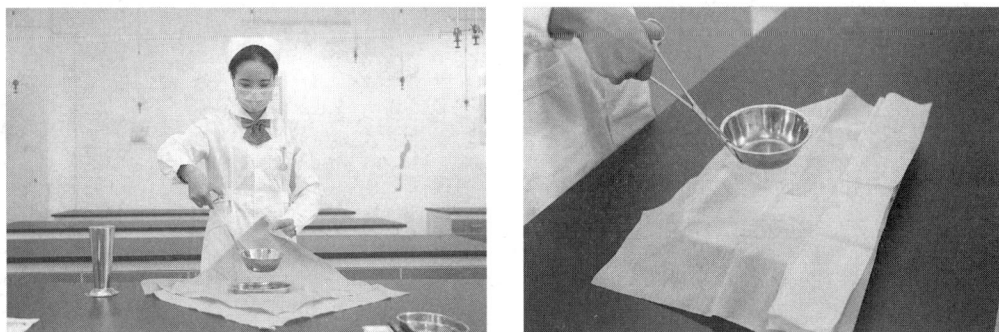

图 2-7

6. 取无菌纱布 打开无菌纱布罐（从前往后／从右往左打开）→放于桌面稳妥处或握于手中（盖子内面保持朝上）→用持物钳夹取所需无菌纱布→放于无菌治疗碗内→按打开相反方向盖回盖子（从后往前／从左往右盖回）→注明开罐时间，24小时内有效（图 2-8）。

操作要点：取物时，打开容器盖，平移离开容器，内面向上置于稳妥处或拿在手中，盖子不能在无菌容器上方翻转，以防灰尘落入容器内；开、关盖时，手不可触及盖的边缘及内面，以防止污染；用无菌持物钳从无菌容器内夹取无菌物品，应垂直夹取物品，无菌持物钳及物品不可触及容器边缘；取物后，需立即将盖盖严，避免容器内无菌物品在空气中暴露过久。

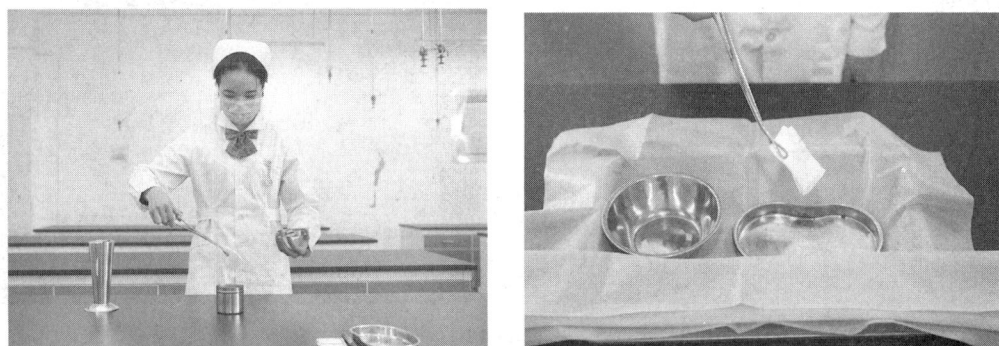

图 2-8

7. 取无菌溶液 取用无菌溶液前用纱布擦净瓶外灰尘→打开溶液盖子→冲洗瓶口（瓶签向手心，冲洗瓶口于弯盘内，左右旋转扩大冲洗面积）→倒液体（从原处倒出于治疗碗内）→盖瓶盖→注明开瓶时间，24小时内可做清洁操作使用（图 2-9）。

操作要点：检查并核对瓶签上的药名、剂量、浓度和有效期；瓶盖有无松动；瓶身有无裂缝；溶液有无沉淀、浑浊或变色。按无菌原则打开瓶塞，手不可触及瓶口及瓶塞内面，防止污染。手持容器瓶，瓶签朝向掌心，倒出少量溶液旋转冲洗瓶口，再由原处倒出溶液至无菌容器中，高度适宜，勿使瓶口接触容器口周围，勿使溶液溅出。

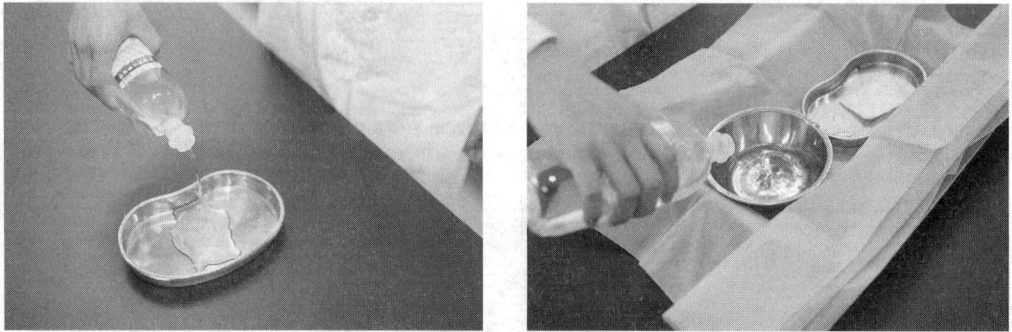

图 2-9

8. 铺无菌盘 双手捏住扇形折叠层治疗巾外面，遮盖于物品上，对齐上下层边缘→将开口处向上翻折两次，两侧边缘分别向下折一次，露出治疗盘边缘→注明铺盘时间并将标签贴于已铺好无菌盘的右上角，有效期为 4 小时（图 2-10）。

操作要点：打开无菌包，用无菌持物钳取一块治疗巾置于治疗盘内，双手捏住无菌巾一边外面两角，轻轻抖开，双折平铺于治疗盘上，将上层呈扇形折至对侧，开口向外，使治疗巾内面构成无菌区，手不可触及无菌巾内面。放入无菌物品时，不可跨越无菌区，覆盖治疗巾时双手从两边捏住治疗巾外层边角，不可污染无菌治疗巾，不可跨越无菌区域。

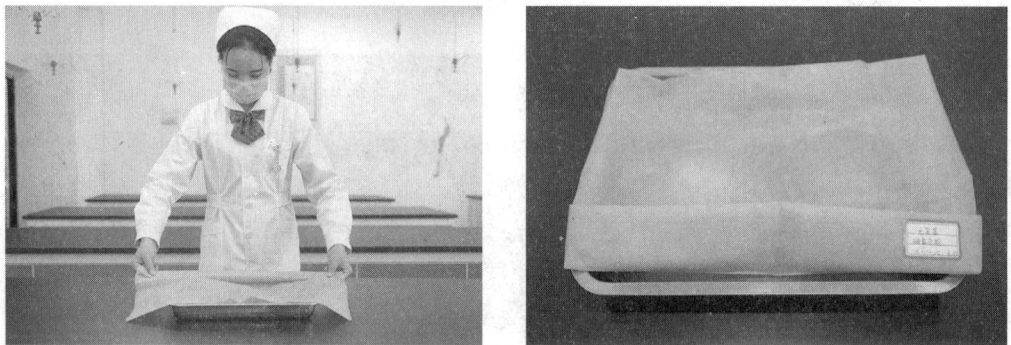

图 2-10

9. 戴无菌手套 打开无菌手套外包装（外包装扔于生活垃圾桶内）→再打开无菌手套内包装（内包装扔于生活垃圾桶内）→双手同时提起手套袋开口处上层，分别捏住两只手套的反折部分，取出手套→将两只手套掌心相对，大拇指朝前，先戴一只手，再用已戴手套的手指插入另一手套的反折内面（手套外面），同时将手套戴好→将手套的翻转处套在工作服袖外→双手对合交叉调整手套的位置→检查手套是否有破损，戴手套的手应保持在腰部和视线之间，避免污染（图 2-11）。

操作要点：手不可触及手套的外面（无菌面），手套取出时外面（无菌面）不可触及任何非无菌物品；已戴手套的手不可触及未戴手套的手及另一手套的内面（非无菌面）；未戴手套的手不可触及手套的外面；戴好手套的手始终保持在腰部以上水平视线范围内。

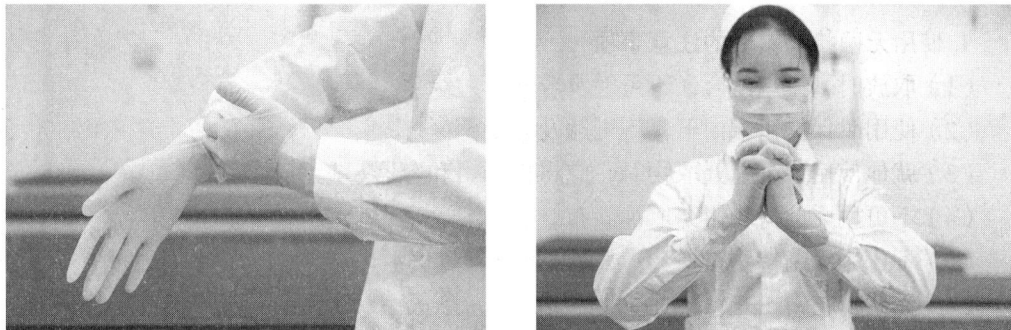

图 2-11

10. 脱无菌手套 戴手套的手捏住手套口翻转脱下→已脱手套的手插入手套内口，向外翻转脱下→将脱下的手套放于治疗车下层医疗垃圾桶内（图 2-12）。

操作要点：脱手套时避免强拉手套，应翻转脱下，手套外面（污染面）在内，注意勿使手套外面（污染面）接触到皮肤，脱手套后应洗手。

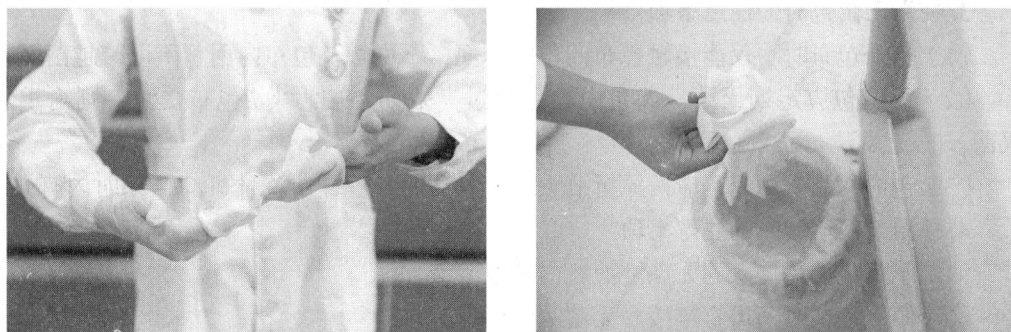

图 2-12

11. 整理、记录、收拾用物 收拾整理用物，再次检查记录开包/罐/瓶时间→严格按照医疗垃圾、生活垃圾分类处置用物，使用消毒液擦拭治疗车、治疗盘→洗手→脱口罩（图 2-13）。

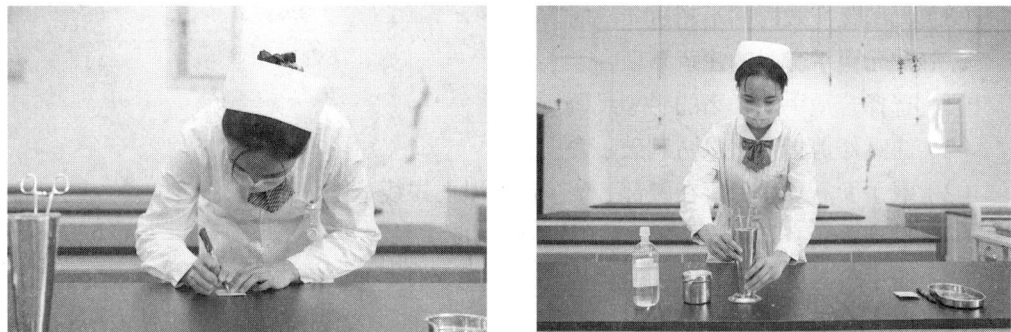

图 2-13

【注意事项】

1. 使用无菌持物钳时的注意事项

（1）取放时，钳端闭合，不可触及容器口边缘。

（2）使用时保持钳端向下，不可触及非无菌区。

（3）就地使用，到远处取物时，应将持物钳和容器一起移至操作处。

（4）不可用无菌持物钳夹取油纱布。

（5）不可用无菌持物钳换药 / 消毒皮肤。

（6）无菌持物钳一旦污染 / 可疑污染，应重新灭菌。

2. 使用无菌容器时的注意事项

（1）手持无菌容器时，应托住容器底部。

（2）开盖时手勿触及盖的边缘及内面，盖子内面向上置于稳妥处。

（3）从无菌容器内取出的物品，即使未用，也不可再放回无菌容器中。

（4）无菌容器应定期消毒灭菌，一经打开，使用时间不超过 24 小时。

（5）避免容器内的无菌物品在空气中暴露过久。

3. 使用无菌包时的注意事项

（1）打开包布时手仅能接触包布四角的外面，不可触及包布内面，不可跨越菌面。

（2）无菌包应定期灭菌，如包内物品超过有效期、被污染 / 包布受潮，则需重新灭菌。

（3）包内物品未用完，应按原折痕关包，并注明开包日期及时间，24 小时内有效。

4. 使用无菌溶液时的注意事项

（1）不可将物品伸入到无菌溶液瓶内蘸取溶液。

（2）倾倒液体时不可直接接触无菌溶液瓶口。

（3）已倒出的溶液不可再倒回瓶内。

（4）已开启的溶液瓶内的溶液，可保存 24 小时，余液只做清洁操作用。

5. 铺无菌盘时的注意事项

（1）铺无菌盘的区域必须清洁、干燥、宽敞。

（2）手不可触及无菌巾内面，手不可跨越无菌区。

（3）无菌盘有效时间不超过 4 小时。

6. 脱戴无菌手套时的注意事项

（1）选择合适手掌大小的手套尺码。

（2）注意修剪指甲，以防刺破手套。

（3）戴手套后双手保持在腰部 / 操作台面以上视线范围。

（4）发现手套有破损 / 可疑破损，应立即更换。

（5）脱手套时应翻转脱下，避免强拉，注意勿使手套外面接触到皮肤。

（6）脱手套后应洗手。

（7）戴手套时，防止手套外面（无菌面）触及任何非无菌物品，已戴手套的手不可触及未戴手套的手及另一手套的内面，未戴手套的手不可触及手套的外面。

（8）诊疗护理不同病人之间应更换手套。

（9）一次性手套应一次性使用。

（10）戴手套不能替代洗手，必要时进行手消毒。

项目三　穿脱隔离衣

实训目的

保护医务人员避免受到血液、体液和其他感染性物质污染，或用于保护病人避免感染。

教学目标

1. 能复述穿脱隔离衣的目的和注意事项。

2. 熟练进行穿脱隔离衣技术操作。

肖先生，68 岁。慢性阻塞性肺疾病合并肺结核入院。护士遵医嘱进行血液标本的采集，采集操作前穿隔离衣。

【评估】

1. 护士衣帽整洁，洗手，戴口罩。

2. 接到医嘱，打印或转抄医嘱执行单，双人核对无误。

3. 携医嘱执行单至床旁。

4. 评估并解释：评估病人的病情、治疗与护理、隔离的种类及措施，根据隔离种类确定是否穿隔离衣及穿隔离衣的环境。向病人解释血液标本采集的目的及配合方法。

护士："您好！我是您的责任护士杨某，能告诉我您的床号和姓名吗？"

病人："1 床，肖某。"

护士："好的，肖爷爷，我看一下您的手腕带。""请允许我先核对您的床头卡或床尾卡。""您现在感觉怎么样？肖爷爷，通过医生检查诊断您的疾病是属于经空气传播的呼吸道传染病，为了避免交叉感染的发生，我们将把您安置在指定的病房，并且希望您就在我们规定的区域内活动，好吗？由于您刚入院，为了了解您机体的各种功能变化，为判断您的病情进展及治疗疾病提供参考，我一会将为您进行静脉血的标本采集，希望您配合一下好吗？"

病人："好的。"

护士："那您现在先休息，我回去准备用物。"

【操作前准备】

1.护士准备 衣帽整洁；修剪指甲，取下手表；卷袖过肘，洗手，戴口罩（图 3-1）。

2.环境准备 环境清洁、宽敞。

3.用物准备 隔离衣 1 件，挂衣架，手消毒用物。

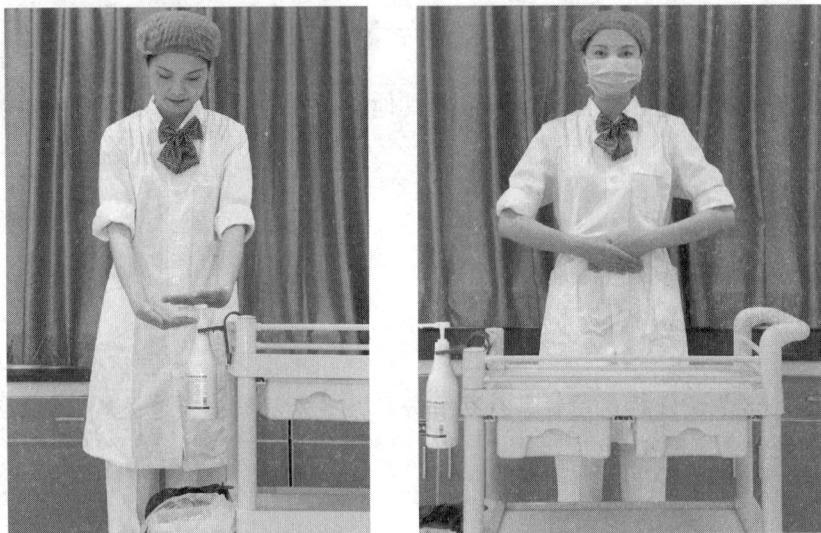

图 3-1

【操作过程】

（一）穿隔离衣

1.评估环境 操作环境清洁、宽敞。

2.取衣 手持衣领取下隔离衣，将隔离衣污染面向外，清洁面朝向自己，衣领两端向外折齐，对齐肩缝（图 3-2）。

操作要点：检查隔离衣是否干燥、完好，大小是否合适，有无穿过。如隔离衣已被穿过，隔离衣的衣领和内面视为清洁面，外面视为污染面。

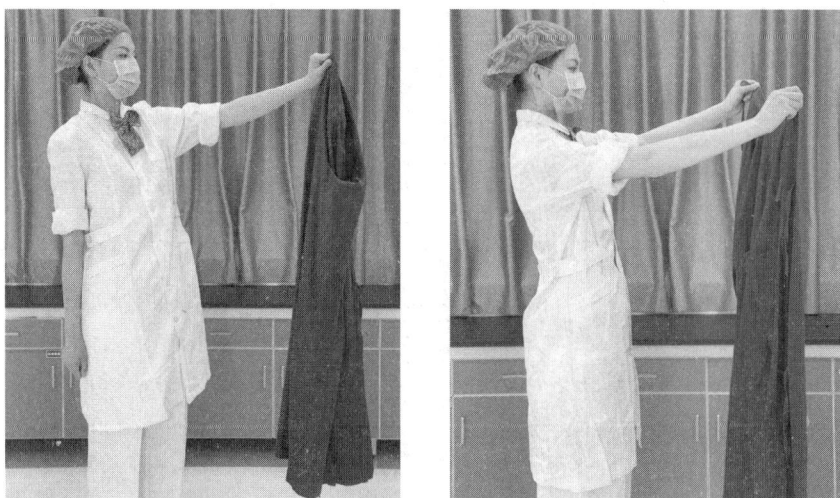

图 3-2

3. 穿袖 一手持衣领，另一手伸入一侧袖内，举起手臂，持衣领的手向上拉衣领，将衣袖穿好；换手持衣领，同法穿好另一袖（图 3-3）。

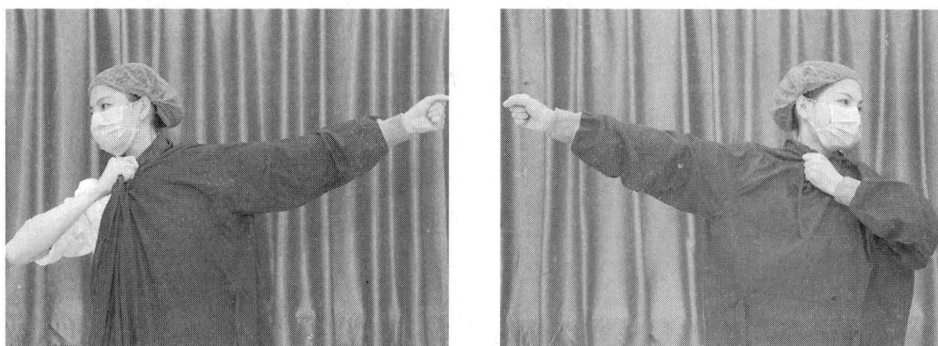

图 3-3

4. 系领 两手持衣领，由领子中央顺着边缘由前向后系好衣领（图 3-4）。

操作要点：系衣领时头抬起，污染的袖口不可触及衣领、面部和帽子。

5. 系袖口 扣好袖口或系上袖带。

操作要点：带松紧的袖口不需系袖口。

6. 系腰带

（1）自一侧衣缝（腰下 5cm）将隔离衣的衣缝由后往前拉，见到衣边则捏住，同法将另一边捏住（图 3-5）。

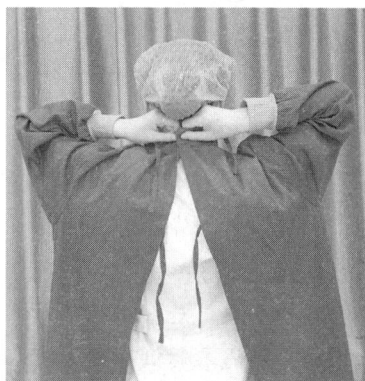

图 3-4

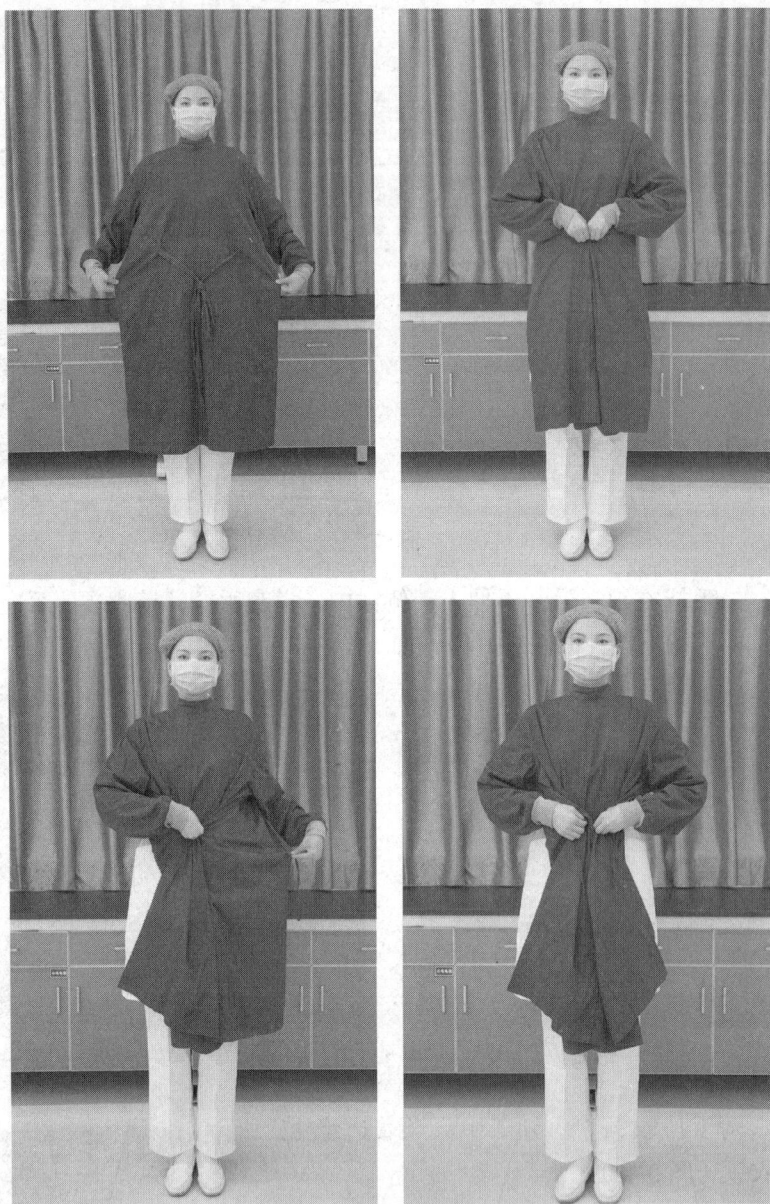

图 3-5

（2）两手在背后将隔离衣的后开口处边缘对齐，同时向一侧折叠，一手按住折叠处，另一手松开前面的腰带，将腰带拉至背后折叠处，在背后交叉，回到前面打一活结，系好（图 3-6）。

操作要点：后背边缘须对齐，折叠处不能松散；如隔离衣被穿过，手不可触及隔离衣内面；隔离衣后侧下部边缘如有系带，则系上；穿好隔离衣后，双臂保持在腰部以上视线范围内。不得进入清洁区，避免接触清洁物品。

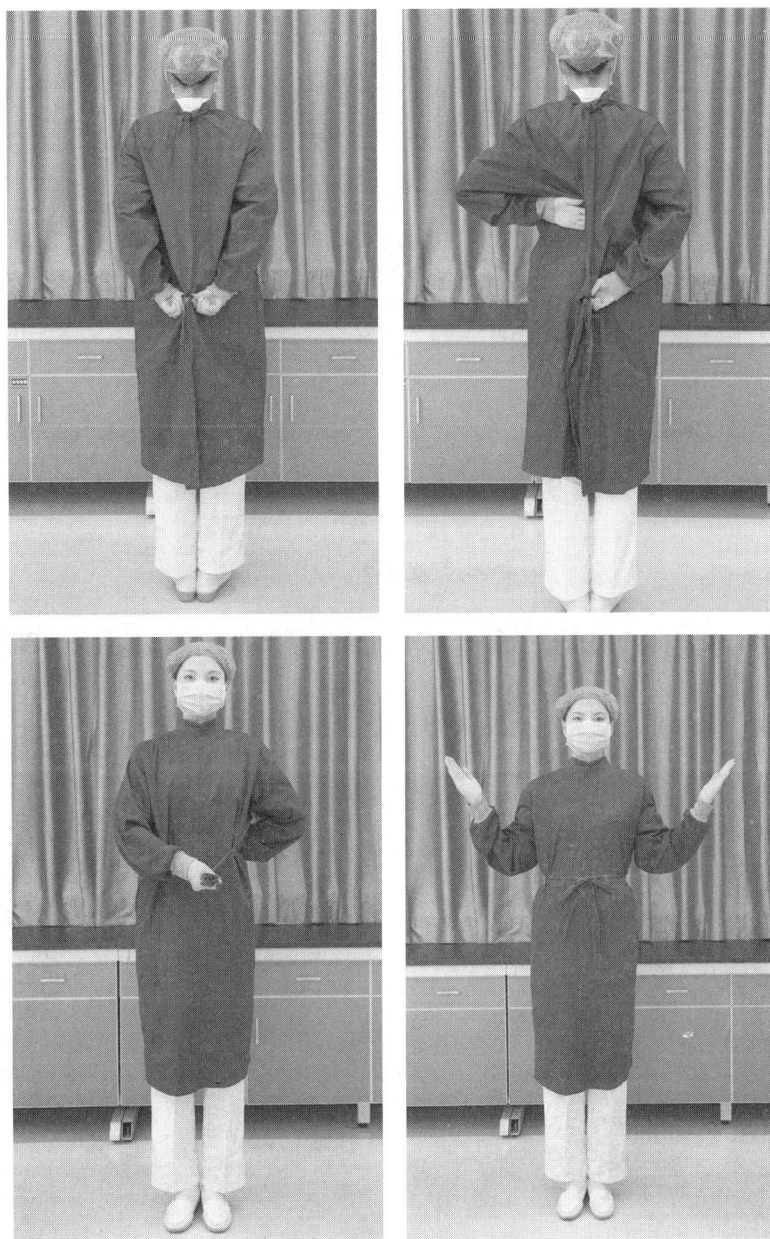

图 3-6

（二）脱隔离衣

1. 解腰带 解开腰带，在前面打一活结（图 3-7）。

操作要点：如隔离衣后侧边缘有系带，应先解开。

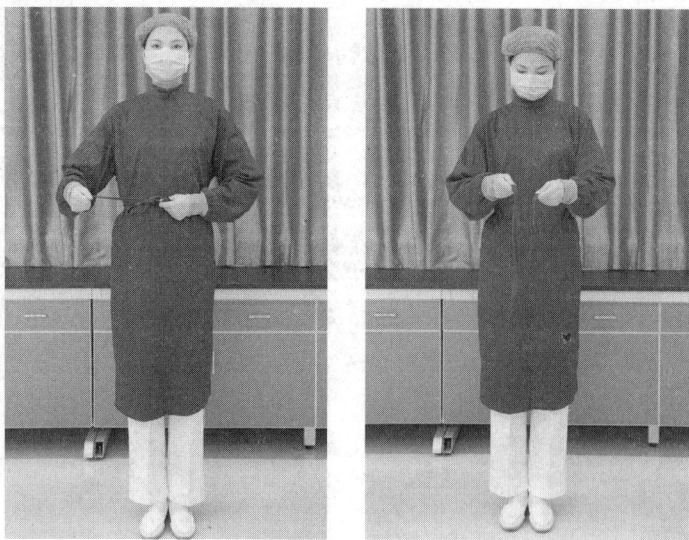

图 3-7

2. 解袖口　袖口向外翻折，使部分向外翘起，将衣袖上拉，在肘部将部分衣袖塞入工作衣袖内，充分暴露双手（图 3-8）。

操作要点：不可使衣袖外侧塞入袖内，衣袖不可污染手臂。

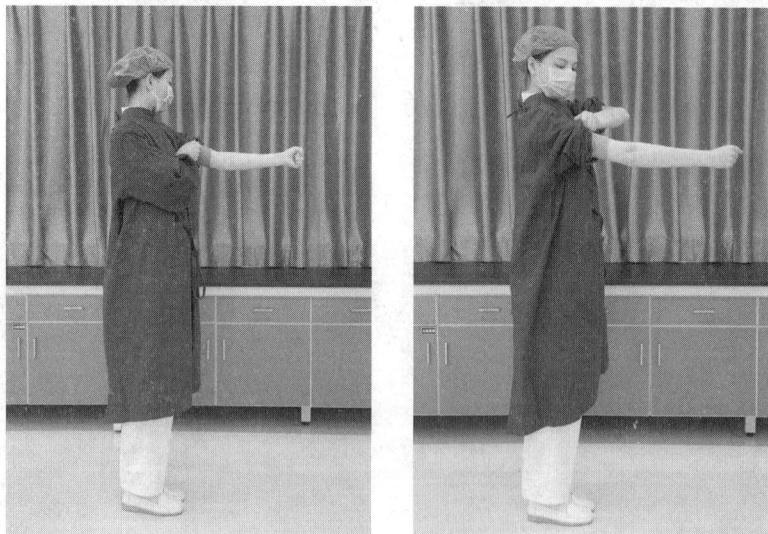

图 3-8

3. 消毒双手　刷手、消毒双手，擦干（图 3-9）。

操作要点：刷手时不能沾湿隔离衣，隔离衣也不可触及其他物品。

4. 解衣领　解开衣领系带（图 3-10）。

操作要点：解衣领时头抬起，污染的袖口不可触及衣领、面部和帽子。

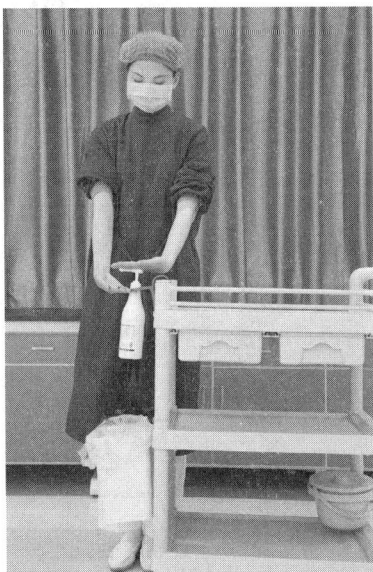
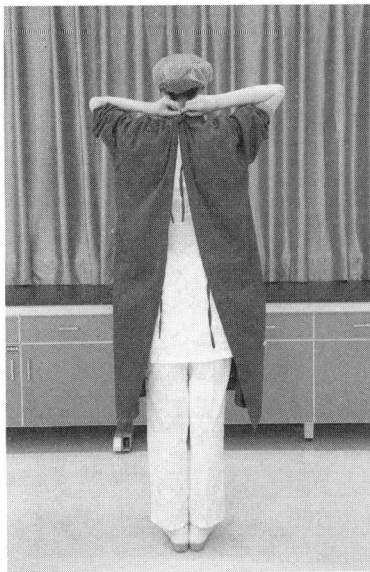

图 3-9　　　　　　　　　　　　　图 3-10

5. 脱衣袖　一手伸入另一侧袖口内，拉下衣袖遮住手，再用衣袖遮住的手在外面握住另一衣袖的外面并拉下袖子，两手在袖筒内对齐，双臂逐渐退出（图 3-11）。

操作要点：衣袖不可污染手及手臂；双手不可触及隔离衣外面。

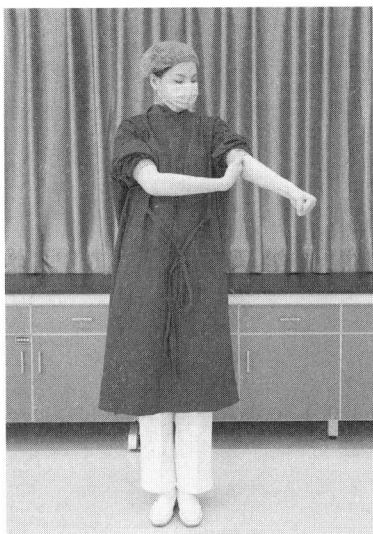
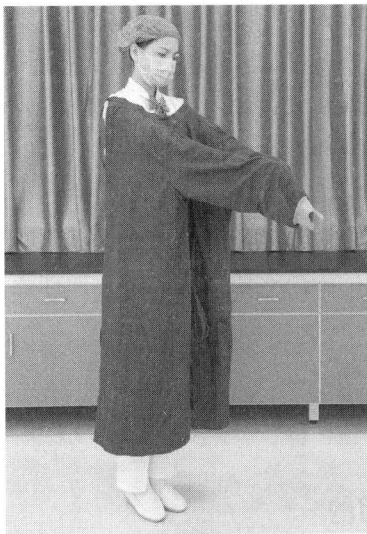

图 3-11

6. 处理　将隔离衣污染面向里，衣领及衣边卷至中央，一次性隔离衣投入医疗垃圾袋中，如为换洗的布制隔离衣放入污衣回收袋内清洁消毒后备用（图 3-12）。

操作要点：如隔离衣还可使用，双手持领，将隔离衣两边对齐，挂在衣钩上。如挂在半污染区，清洁面向外；挂在污染区则污染面向外。

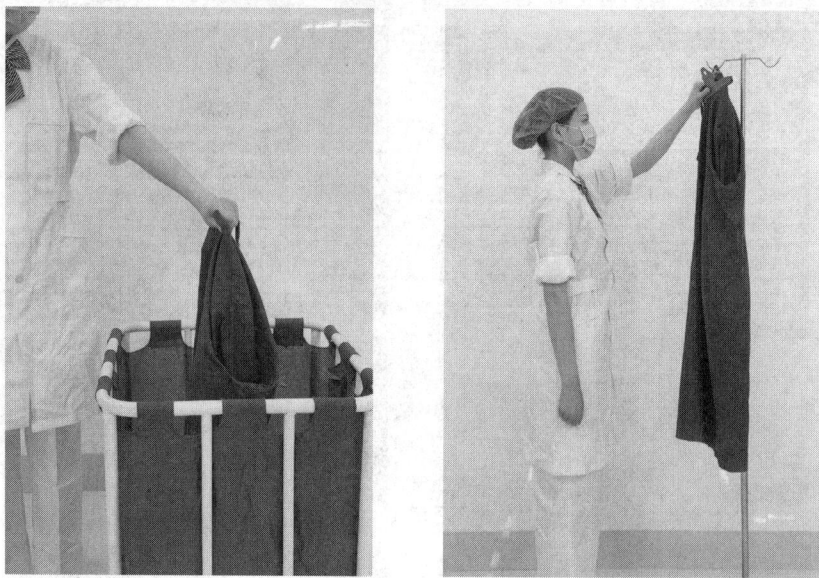

图 3–12

【注意事项】

1.隔离衣只能在规定区域内穿脱,穿前检查隔离衣的大小,有无破洞、潮湿,长短需能全部遮盖工作服。

2.隔离衣每日更换,如有潮湿或污染,应立即更换。接触不同病种病人时应更换隔离衣。

3.穿脱隔离衣过程中避免污染衣领、面部、帽子和清洁面,始终保持衣领清洁。

4.穿好隔离衣后,双臂保持在腰部以上,视线范围内;不得进入清洁区,避免接触清洁物品。

5.消毒手时不能沾湿隔离衣,隔离衣也不可触及其他物品。

6.脱下的隔离衣还需使用时,如挂在半污染区,清洁面向外;挂在污染区则污染面向外。

项目四　口腔护理

实训目的

1.保持口腔清洁、湿润,预防口腔感染等并发症。

2.去除口腔异味,促进食欲,确保病人舒适。

3.评估口腔变化(如黏膜、舌苔及牙龈等),提供病人病情动态变化的信息。

教学目标

1.能复述口腔护理的目的和注意事项。

2.熟练进行口腔护理技术操作。

3.严格执行查对制度及无菌技术操作，操作中体现人文关怀。

李女士，40岁，因"慢性支气管炎急性发作"入院。入院后查体：T39.5℃，病人精神差，食欲不振，口唇干燥。医嘱：0.9%氯化钠溶液口腔护理，每日2次。

【评估】

1.护士衣帽整洁，修剪指甲，洗手，戴口罩。

2.接到医嘱，打印或转抄医嘱执行单，双人核对无误。

3.携医嘱执行单至床旁。

4.评估并解释：评估病人年龄、病情、意识、心理状态、自理能力、配合程度，以及口腔卫生状况（口唇有无干裂、出血，口腔黏膜有无出血、溃疡、肿胀或水疱，有无口腔异味），有无活动义齿。

护士："您好！我是您的责任护士张某，能告诉我您的床号和名字吗？"

病人："1床，李某。"

护士："您好！李女士，我看一下您的腕带。"

［核对床尾（头）卡］

护士："李女士，我为您检查一下口腔的情况，请您张开嘴、闭上眼睛。"

病人："好的。"

［护士一手持手电筒，一手持压舌板，检查病人口腔情况］

护士："您的口腔黏膜比较干燥，有轻度口腔异味，为了保持您口腔的清洁和湿润，避免口腔感染等并发症的发生，现遵医嘱为您进行口腔护理，希望您能配合。您有佩戴活动义齿吗？"

病人："没有。"

护士："您先休息一下，我去准备用物。"

病人："好的。"

【操作前准备】

1.护士准备　衣帽整洁，修剪指甲，洗手，戴口罩。

2.环境准备　清洁、宽敞。

3.用物准备（图4-1）　①治疗车上层：治疗盘内备口腔护理包（内有治疗碗1个、内盛棉球至少16个、弯盘1个、弯止血钳1把、镊子1把、压舌板2块、治疗巾）、0.9%氯化钠溶液、水杯（内盛漱口溶液）、吸水管、棉签、液体石蜡（或润唇膏）、纱布数块、手电筒、手

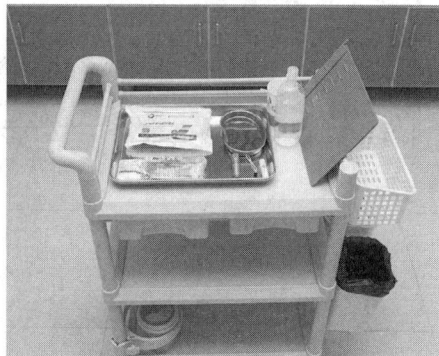

图4-1

消毒剂，必要时备开口器和口腔外用药。②治疗车下层：生活垃圾桶和医疗垃圾桶。

【操作过程】

1. 携用物至病人床旁。

2. 再次核对：病人床号、姓名、床尾（头）卡、手腕带（图4-2）。

护士："您好！请问您叫什么名字？"

病人："李某。"

护士："请让我核对一下您的床尾（头）卡。来，我再核对一下您的腕带。""李女士，现在我要为您进行口腔护理了，您准备好了吗？"

病人："准备好了。"

3. 体位：协助病人侧卧或仰卧，头偏向一侧，面向护士（图4-3）。

护士："李女士，请您配合我把头偏向我这一侧好吗？"

病人："好的。"

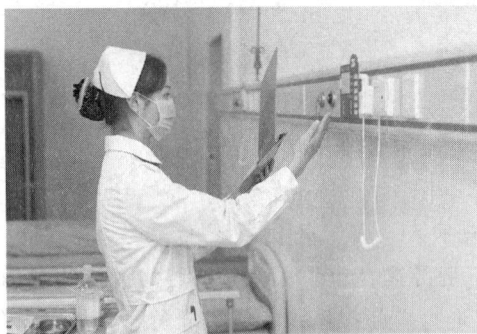

图4-2

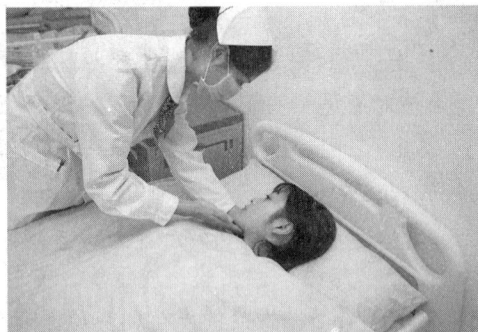

图4-3

4. 打开口腔护理包（盘）：检查口腔护理包有效期、包装，打开（图4-4）。

5. 铺巾置盘：铺治疗巾于病人颌下，置弯盘于口角旁（图4-5）。

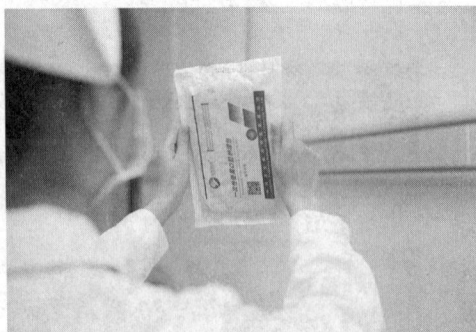

图4-4

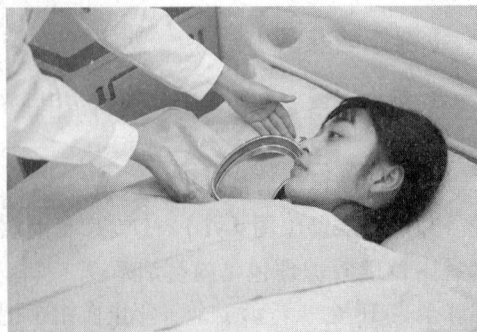

图4-5

6. 湿润、清点棉球：检查口腔护理液有效期、质量，倒口腔护理液湿润并清点棉球数量（图 4-6）。

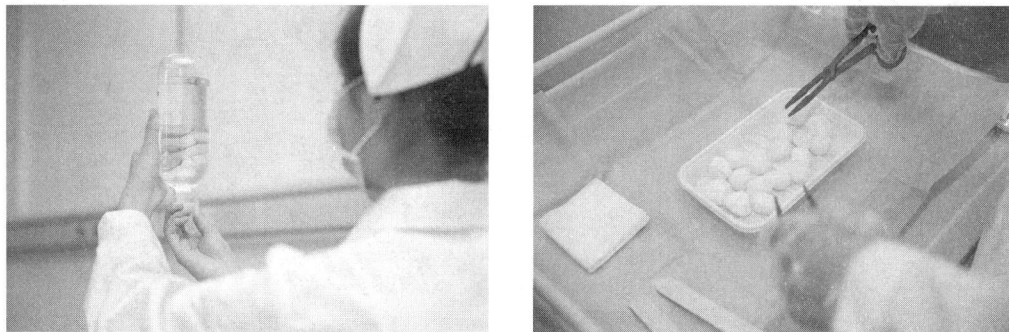

图 4-6

7. 湿润口唇（图 4-7）。

8. 漱口：协助清醒病人用吸水管吸水漱口，漱口水吐入弯盘（昏迷病人禁止漱口）（图 4-8）。

护士："李女士，请先吸口水，漱漱口，请不要将水吞下。"

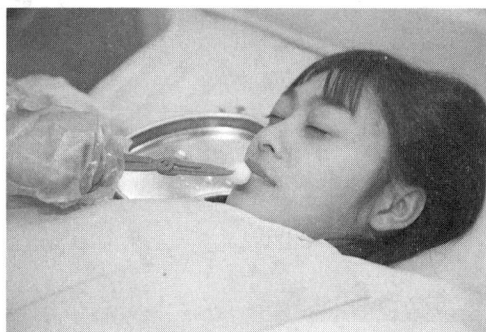

图 4-7

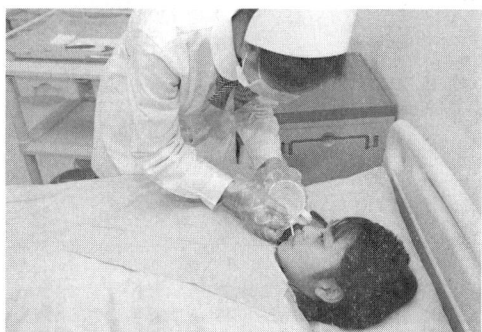

图 4-8

9. 口腔评估：嘱病人张口，护士一手持手电筒，一手持压舌板撑开病人面颊部，观察口腔情况（昏迷病人或牙关紧闭者可用开口器协助张口；有活动义齿者，取下义齿用冷水刷洗，浸于冷水中备用）（图 4-9）。

护士："李女士，请您慢慢张开嘴，我看一下您口腔的情况。"

10. 按顺序擦拭口腔。

护士："李女士，现在我要给您擦洗口腔了，我动作会很轻柔，如果擦洗的过程中，您有任何不舒服的话，请您举手示意我。"

（1）用弯血管钳夹取湿润棉球，拧干至不滴水（图 4-10）。

（2）嘱病人咬合上、下齿，用压舌板撑开左侧颊部，擦洗牙齿的左外侧面，由内向外（由臼齿向门齿）纵向擦洗至门齿，同法擦洗牙齿右外侧面（图 4-11）。

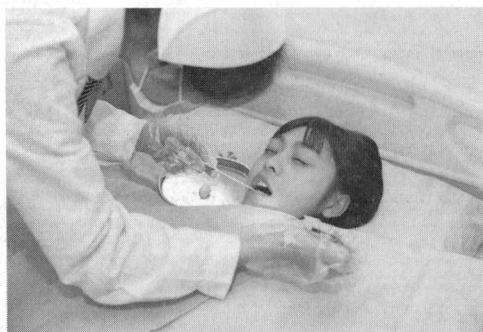

图 4-9

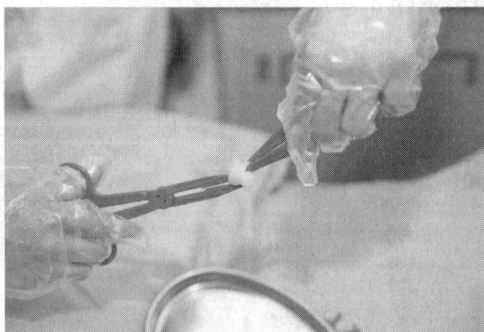

图 4-10

（3）嘱病人张开上、下齿，依次擦洗牙齿的左上内侧面、左上咬合面、左下内侧面、左下咬合面，弧形擦洗左侧颊部，每擦洗一个部位更换一个棉球。同法擦洗右侧牙齿（图 4-12）。

（4）由内向外擦洗硬腭、舌面及舌下，每擦洗一个部位更换一个棉球（图 4-13）。

（5）擦洗完毕，再次清点棉球数量（图 4-14）。

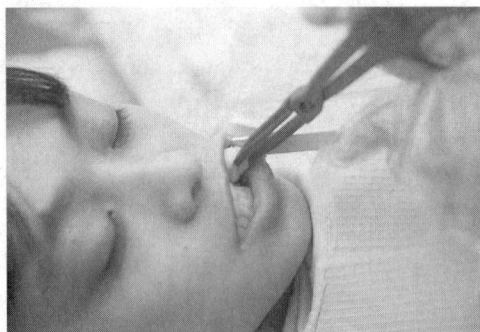

图 4-11

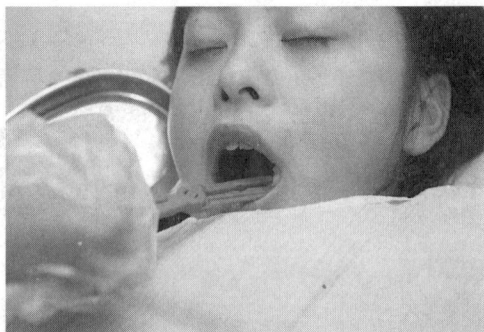

图 4-12

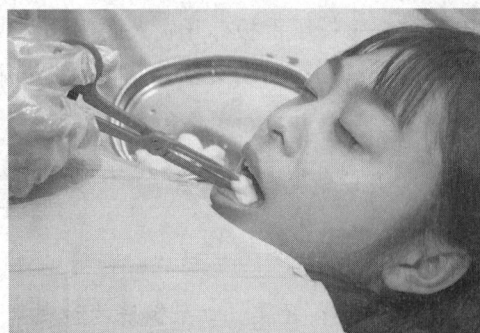

图 4-13

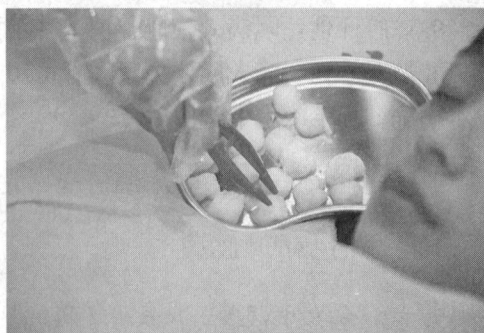

图 4-14

11. 再次漱口：协助病人再次漱口，用纱布擦净口唇（图 4-15）。

12. 再次评估口腔状况：确定口腔清洁是否有效。

护士："李女士，请您张开嘴，我再检查一下。"

病人："好的，谢谢！"

13. 润唇：口唇涂液体石蜡或润唇膏，酌情涂药（图4-16）。

护士："李女士，我再给您涂点润唇膏，防止口唇干裂出血。"

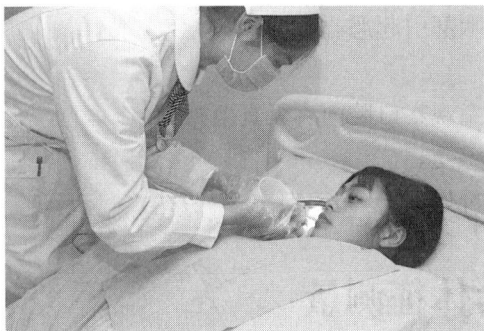

图 4-15

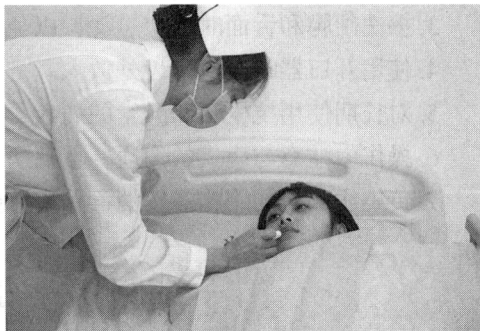

图 4-16

14. 操作后处理

（1）撤去弯盘及治疗巾。

（2）协助病人取舒适卧位、整理床单位，进行口腔卫生指导，确认病人无需要后离开病室（图4-17）。

护士："李女士，口腔擦洗完了，您感觉怎么样？"

病人："很好，感觉舒服多了。"

护士："谢谢您的配合！平时您应该多刷牙漱口，多喝水，保持口腔清洁湿润，对您的口腔卫生有帮助。您还有其他需要吗？"

病人："没有了。"

护士："好的，那您好好休息。如果有什么需要可以按床头铃，我们也会随时巡视病房的。谢谢您的配合！"

（3）整理用物，洗手，记录。记录口腔异常情况及护理效果（图4-18）。

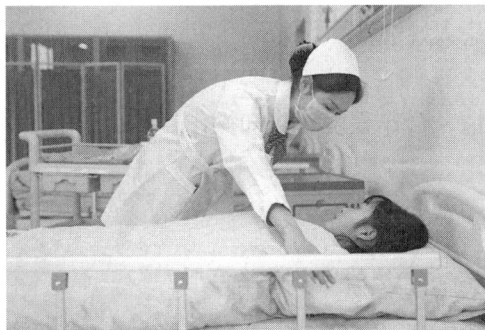

图 4-17

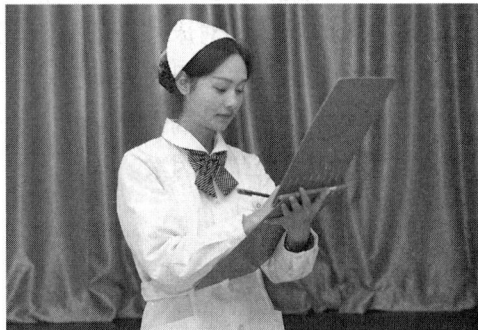

图 4-18

【注意事项】

1.擦洗时应动作轻柔，棉球应包裹止血钳尖端，特别是对凝血功能障碍的病人，防止钳端直接触及口腔黏膜和牙龈而引起出血。

2.昏迷病人禁止漱口，棉球不可过湿，防止造成误吸，操作过程中应夹紧棉球，防止遗留在口腔内。

3.擦洗硬腭和舌面时，勿过深，以免触及咽部引起恶心。

4.使用开口器时应从臼齿处放入。

5.对长期使用抗生素和激素的病人，应注意观察口腔内有无真菌感染。

6.操作中注意与病人的沟通，重视病人的感受。

7.传染病病人的用物需按消毒隔离原则进行处理。

项目五　生命体征测量

实训目的

判断各项生命体征有无异常；动态监测生命体征变化；协助诊断，为预防、治疗及护理提供参考。

教学目标

1.能复述生命体征测量的注意事项。

2.熟练进行生命体征测量操作。

3.严格执行查对制度，操作中体现人文关怀。

王先生，26岁。因"头晕头痛2天"入院。护士按常规办理入院，进行生命体征评估。

【评估】

1.护士衣帽整洁，修剪指甲，洗手，戴口罩。

2.护士至床旁，核对床号、床头卡，询问病人姓名。

3.解释操作目的，取得病人配合。

4.评估并解释：评估病人意识、年龄、病情、合作程度，告知操作目的，了解病人是否存在影响测量结果的因素。

5.评估病室环境。

护士："您好！我是您的责任护士苏某，能告诉我您的床号及名字吗？"

病人："1床，王某。"

护士:"您好！王先生，请让我看一下您的腕带。"

［核对床尾（头）卡］

护士:"王先生，请问您半小时内有过冷热饮、冷热敷、进餐或剧烈运动吗？"

病人:"都没有。"

护士:"请让我检查一下您腋下皮肤，接下来请允许我检查一下您双上肢的运动功能。请您像我这样做一下屈肘活动，好吗？"

［护士检查病人双侧上臂及前臂测血压、脉搏部位及附近皮肤完整性，引导病人双上肢屈肘观察活动情况］

护士:"王先生，一会儿我们将在您的右侧上肢测血压，左侧腋下量体温，您看可以吗？"

病人:"可以。"

护士:"王先生，请您稍等，我去准备用物。"

病人:"好的。"

【操作前准备】

1. 护士准备　衣帽整洁，修剪指甲，洗手，戴口罩。

2. 环境准备　清洁、宽敞。

3. 用物准备　治疗盘、体温计、手表、记录本、血压计、听诊器、治疗车、洗手液、纱布、容器 2 个（1 个放已消毒体温计，1 个放测温后污体温计）、笔。

【操作过程】

1. 携用物至病人床旁（图 5-1）。

2. 再次核对：病人床号、姓名、床尾（头）卡、手腕带（图 5-2）。

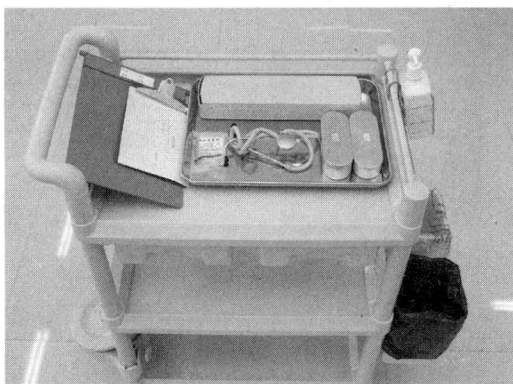

图 5-1

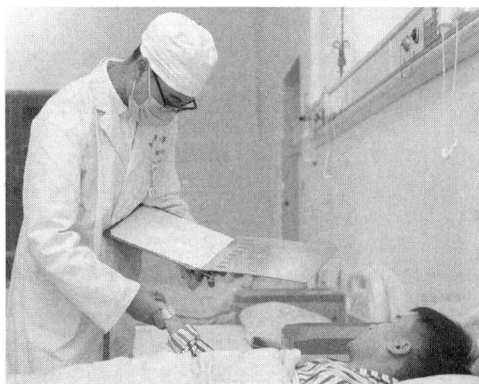

图 5-2

护士:"您好！请问您叫什么名字？"

病人:"王某。"

护士："请让我核对一下您的床尾（头）卡。来，请让我再核对一下您的腕带。"核对病人床号、姓名。"王先生，现在我要为您进行生命体征测量了，您准备好了吗？"

病人："准备好了。"

3. 测量腋温

（1）安置体位：协助患者采取舒适卧位。

护士："王先生，请问您这样躺着舒服吗？"

病人："舒服。"

（2）解开纽扣，擦拭汗液。

护士："王先生，我来为您擦拭一下腋下汗液。"

病人："好的。"

（3）将体温计放置于腋下，嘱病人屈臂过胸夹紧，10分钟取出（口述口温、肛温测量部位、方法和时间）（图5-3）。

护士："王先生，在测温的过程中，请您始终保持这个姿势，夹紧体温计，10分钟后我会为您取出，可以吗？"

病人："可以的。"

4. 测量脉搏（图5-4）

（1）用食指、中指、无名指按于桡动脉上，计数30秒。

（2）说明异常脉搏、危重病人需测量1分钟，

（3）说明脉搏细弱难测量时，用听诊器在心尖部测量心率。

（4）说明脉搏短绌者应由两名护士同时测量心率、脉搏。

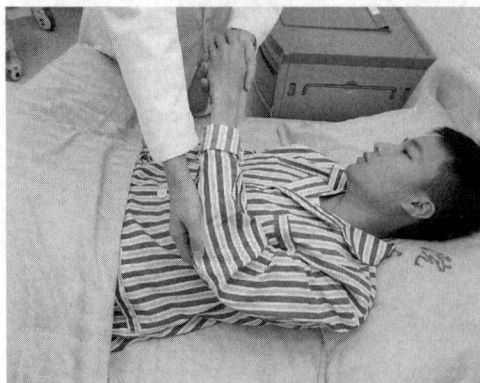

图 5-3

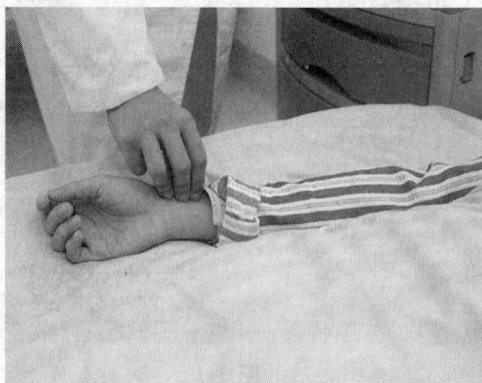

图 5-4

5. 测量呼吸：似诊脉状，观察胸廓起伏，计数30秒，乘以2。口述异常呼吸测量时间，危重病人测量方法（图5-5）。

护士："王先生，您的脉搏是……（次／分），呼吸是……（次／分）。"

病人："好的。"

6. 测量血压（图 5-6）

（1）将血压计零点与被测量肢体置于同一水平，打开血压计。

护士："王先生，接下来为您测量血压，请您稍微移动一下，帮您挽一下衣袖，您不用紧张。"

病人："好的。"

（2）驱尽袖带内空气，系上袖带，下缘距肘窝 2 ～ 3cm。

（3）置听诊器于肱动脉搏动最明显处，一手固定，另一手控制血压计，测量数值。

（4）驱尽袖带内空气，解开袖带，关闭血压计。

护士："王先生，您的血压是……（mmHg）"

病人："好的，谢谢你。"

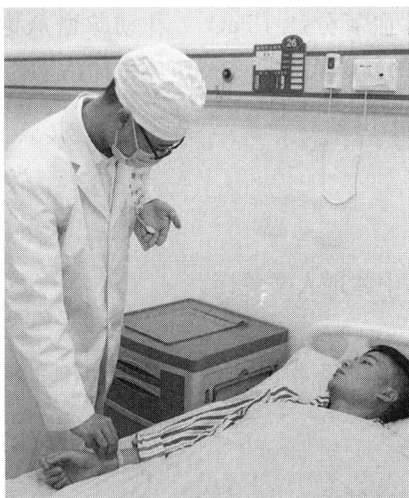

图 5-5

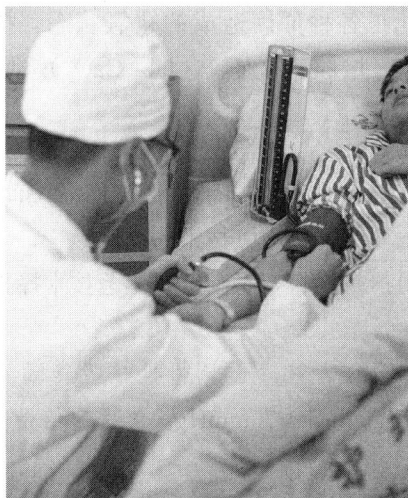

图 5-6

7. 测温结束

（1）测温结束，取出体温计。

护士："王先生，您的测温时间已到，我为您取出体温计好吗？"

［护士读取体温］

病人："好的。"

护士："王先生，经测量，你的体温是……（℃）。"

病人："好的，谢谢你。"

（2）协助病人整理衣物，协助舒适卧位。

护士："王先生，您还有其他需要吗？"

病人："没有了。"

护士："好的，那您好好休息。如果有什么需要可以按床头铃，我们也会随时巡视病房的。谢谢您的配合！"

（3）整理用物，洗手，记录。

【注意事项】

1. 避免影响生命体征测量的因素，如运动、进食、冷热饮、冷热敷等活动。

2. 测量血压时，袖带松紧适中，充气不可过猛过快，注意放气速度。

项目六　吸氧法

实训目的

纠正各种原因造成的缺氧状态，提高动脉血氧分压（PaO_2）和动脉血氧饱和度（SaO_2），增加动脉血氧含量（CaO_2）；促进组织的新陈代谢，维持机体生命活动。

教学目标

1. 能复述吸氧法的目的及其注意事项。

2. 熟练进行吸氧技术的操作。

3. 严格执行查对制度及无菌技术操作，操作中体现人文关怀。

李女士，70岁，因慢性呼吸衰竭入院。现呼吸困难及口唇发绀，血气分析 PaO_2 50mmHg，$PaCO_2$ 70mmHg。遵医嘱给予吸氧。

【评估】

1. 护士衣帽整洁，修剪指甲，洗手，戴口罩。

2. 接到医嘱，打印或转抄医嘱执行单，双人核对无误。

3. 携医嘱执行单至床旁。

4. 护士至床旁，核对床号、床头卡、手腕带，询问病人姓名。

5. 评估并解释：评估病人意识、年龄、病情、心理状态及合作程度；告知病人操作目的、方法、注意事项及配合要点。

护士："您好！我是您的责任护士杨某，能告诉我您的床号和姓名吗？"

病人："1床，李某。"

护士："好的，李女士，我看一下您的手腕带。""请允许我先核对您的床头卡或床尾卡。""李女士，今天您刚做完手术，现在感觉怎么样？"

病人："感觉心慌、胸闷。"

护士："我现在遵医嘱给您吸氧，吸氧就是用一根细细的管子，将氧气通过您的鼻腔，吸入呼吸道，能改善您缺氧的症状。您配合一下好吗？我现在检查一下您的鼻腔状况好吗？"

病人："好的。"

护士："病人鼻腔内无肿胀、炎症，鼻黏膜完好，鼻中隔无偏曲、无息肉，两侧鼻腔通气良好。您现在先休息，我回去准备用物。"

病人："好的。"

【操作前准备】

1. 护士准备　衣帽整洁，修剪指甲，洗手，戴口罩。

2. 病人准备　了解吸氧的目的、方法、注意事项及配合要点；体位舒适，愿意配合。

3. 环境准备　环境安静、温湿度适宜、远离火源。

4. 用物准备

（1）治疗盘内备：小药杯（内盛冷开水）、纱布、弯盘、鼻氧管、棉签。

（2）治疗盘外备：管道氧气装置或氧气筒及氧气压力表装置、扳手、用氧记录单、笔、四防标识。

【操作过程】

1. 核对　核对病人信息（图6-1）。

护士："您好！请告诉我您的床号及姓名。"

病人："1床，李某。"

护士："李女士，我看一下您的腕带。"

［核对病人腕带，检查床头（尾）卡］

护士："李女士，现在用物已经准备好了，我要为您进行吸氧了，您准备好了吗？"

病人："准备好了。"

2. 清洁检查　用湿棉签清洁双侧鼻腔并检查（图6-2）。

护士："李女士，我给您湿润一下鼻腔好吗？"

病人："好的。"

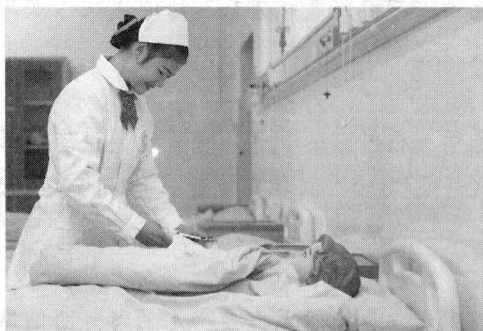
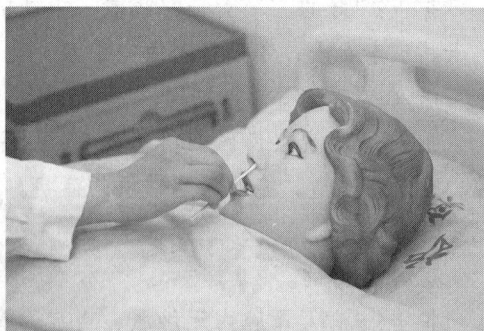

图 6-1　　　　　　　　　　　　　　　　图 6-2

3. 连接　上流量表并连接鼻导管（图 6-3）。

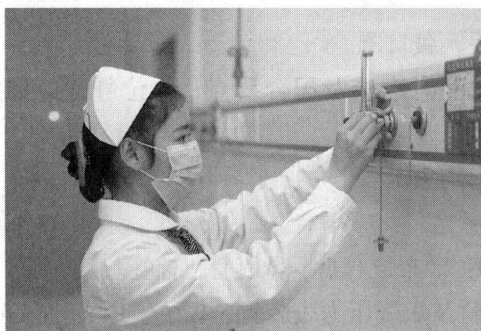
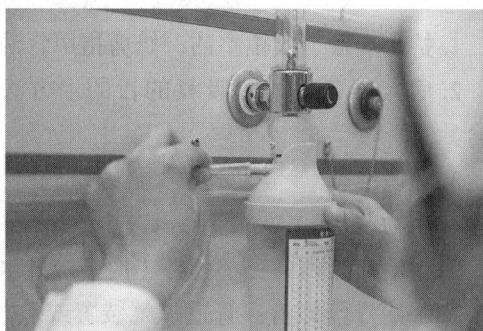

图 6-3

4. 调节　根据病人病情遵医嘱调节氧流量（图 6-4）。

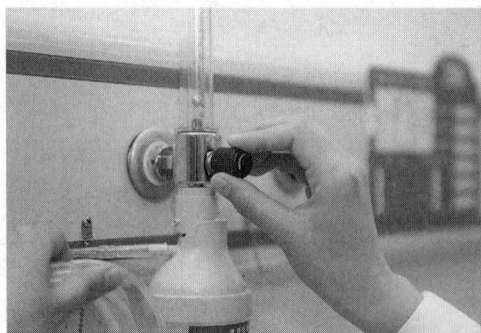
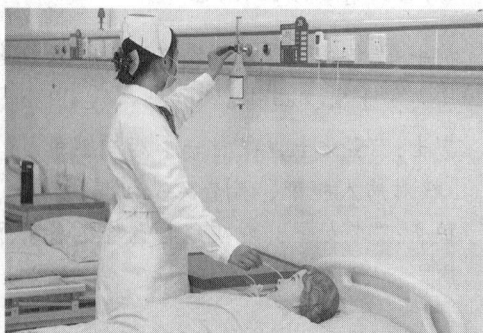

图 6-4

5. 湿润　鼻氧管前端放入小药杯冷开水中湿润并检查鼻氧管是否通畅（图 6-5）。

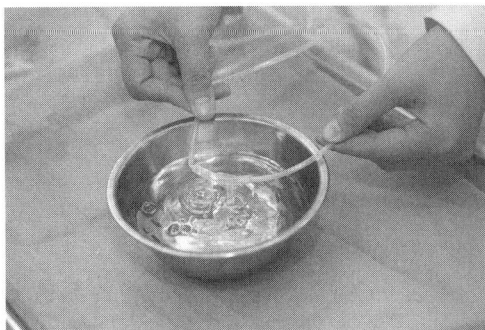

图 6-5

6. 插管并固定 将鼻氧管插入病人鼻孔 1cm，并将导管固定，松紧度适宜（图 6-6）。

护士："您觉得这个松紧度怎样？"
病人："可以。"

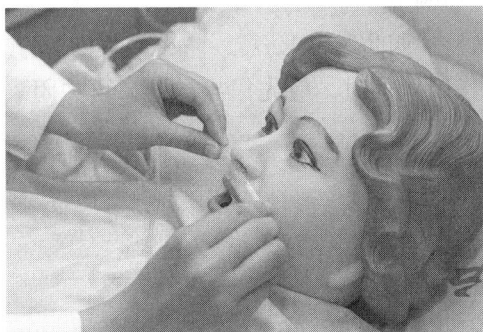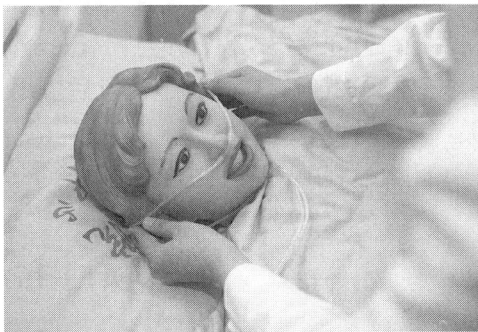

图 6-6

7. 记录观察 记录用氧时间、氧流量、病人反应；观察病人的缺氧症状、实验室指标有无变化，氧气装置有无漏气、有无氧疗不良反应（图 6-7）。

护士："李女士，氧气已经为您吸上了。在吸氧的过程中，我们会随时来看您的，请您不要在病房内使用明火，目前的氧流量最适合您的病情，请不要随意调节。如果您有任何不适或需要请按床头呼叫器，我们也会按时巡视病房的。请问您这样躺着舒服吗？"

病人："舒服。"

护士："谢谢您的配合。"

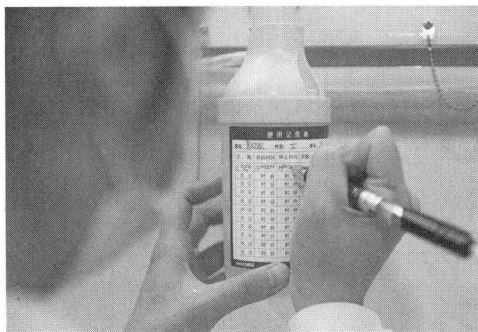

图 6-7

8. 停氧

（1）停止用氧时，先取下鼻导管。

（2）安置病人，取舒适体位。

（3）中心供氧：关流量开关，取下流量表。

护士："李女士，您好！您现在感觉怎样？"

病人："好多了。"

护士："您的血氧饱和度在 95% 以上，口唇和手指的颜色也变得红润了，缺氧的症状已经得到改善。我现在遵医嘱给您停止吸氧。我现在帮您把吸氧管取下来。""您还有其他需要吗？"

病人："没有了。"

护士："好的，那您好好休息。如果有什么需要可以按床头呼叫器，我们也会随时巡视病房的。谢谢您的配合！"

【注意事项】

1. 用氧前，检查氧气装置有无漏气，是否通畅。

2. 严格遵守操作规程，注意用氧安全，做好"四防"，即防震、防火、防热、防油。

3. 使用氧气时，应先调节流量后应用。停用氧气时，应先拔出导管，再关闭氧气开关。

4. 用氧过程中，应加强监测巡视。

项目七　吸痰法

实训目的

1. 清除呼吸道分泌物，保持呼吸道通畅。

2. 促进呼吸功能，改善肺通气。

3. 预防并发症发生。

教学目标

1. 能复述吸痰的目的及其注意事项。

2. 熟练进行吸痰技术的操作。

3. 严格执行查对制度及无菌技术操作，操作中体现人文关怀。

张某，女，72岁。因脑卒中致肢体偏瘫，现长期卧床，痰液黏稠并有痰鸣音且无力咳出。护士遵医嘱给予吸痰。

【评估】

1.护士衣帽整洁，修剪指甲，洗手，戴口罩。

2.接到医嘱，打印或转抄医嘱执行单，双人核对无误。

3.携医嘱执行单至床旁。

4.护士至床旁，核对床号、床头卡、手腕带，询问病人姓名。

5.评估并解释：评估病人意识、年龄、病情、有无将呼吸道分泌物排出的能力、心理状态及合作程度；告知病人及家属操作的目的、方法、注意事项及配合要点。

6.确认吸痰器处于完好备用状态。

护士："您好！我是您的责任护士杨某，能告诉我您的床号和姓名吗？"

病人："1床，张某。"

护士："好的，张女士，我看一下您的手腕带。请允许我先核对您的床头卡或床尾卡。""因呼吸道分泌物较多，您自己能咳出来吗？来，您咳一下试试。""还是不能咳出来痰液。您别紧张，待会我将遵医嘱为您吸痰，吸痰可以保持呼吸道通畅，改善通气。在吸痰过程中，会有些不舒适，请您别紧张，吸痰时间不长，请您配合一下。请让我看看您的口腔，请问您有活动性义齿吗？"

病人："没有。"

护士："口腔黏膜完整，无出血，您鼻部做过手术吗？有鼻中隔偏曲吗？"

病人："没有。"

护士："为了避免您在吸痰过程中发生低氧血症，我将氧流量调到4L/min。那您现在先休息，我回去准备用物。"

病人："好的。"

【操作前准备】

1.护士准备 衣帽整洁，修剪指甲，洗手，戴口罩。

2.病人准备 了解吸痰的目的、方法、注意事项及配合要点；体位舒适，愿意配合。

3.环境准备 环境安静、温湿度适宜。

4.用物准备

（1）治疗盘内备：有盖罐2个（试吸罐和冲洗罐，内盛无菌生理盐水）、一次性无菌吸痰管、无菌纱布、无菌血管钳或镊子、无菌手套、弯盘。

（2）治疗盘外备：电动吸引器或中心吸引器。必要时备压舌板、张口器、舌钳、电插板等。

【操作过程】

1.核对 核对病人信息（图7-1）。

护士："您好！请告诉我您的床号及姓名。"

病人："1床，张某。"

护士："张女士，我看一下您的手腕带。"

[核对病人腕带，检查床头（尾）卡]

护士："张女士，现在用物已经准备好了，我要为您进行吸痰了，您准备好了吗？"

病人："准备好了。"

2. 调节　检查吸引器性能并调节负压（图7-2）。

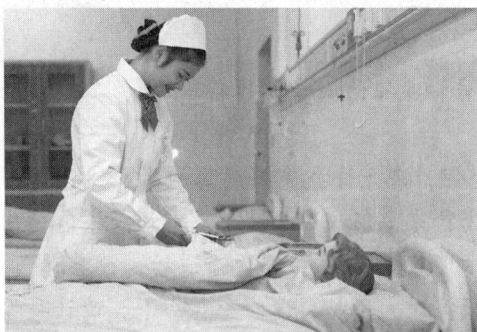
图7-1

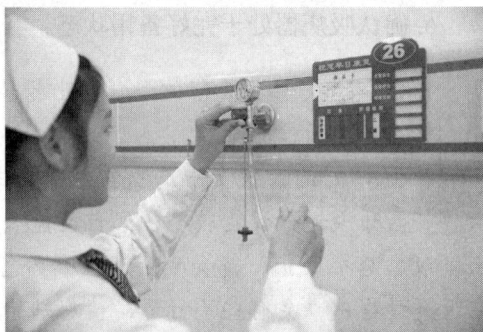
图7-2

3. 检查　检查口腔有无活动义齿，并让病人头部转向一侧，面向操作者（图7-3）。

护士："请您张口，我看看您的口腔和鼻腔情况，口腔无活动性义齿，无溃疡出血，鼻腔无炎症，无红肿。"

4. 试吸　连接吸痰管，在试吸罐中试吸少量生理盐水，润滑吸痰管前端（图7-4）。

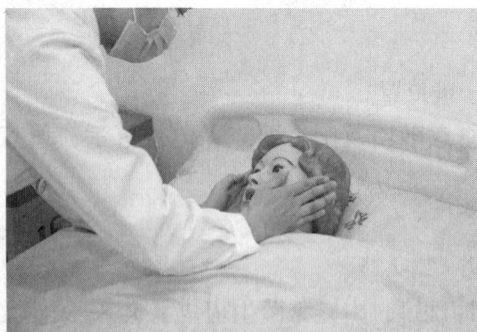
图7-3

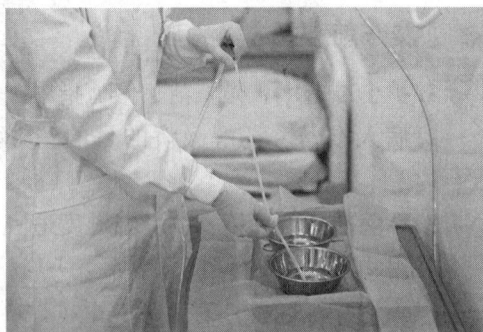
图7-4

5. 吸痰（图7-5）

（1）插入口咽部（10～15cm），先吸口咽部分泌物，再吸气管内分泌物。

（2）若气管切开吸痰，先吸气管切开处，再吸口（鼻）部。

（3）手法：左右旋转，向上提出。

护士:"您感觉还好吧?有什么不舒适吗?"
病人:"没有。"

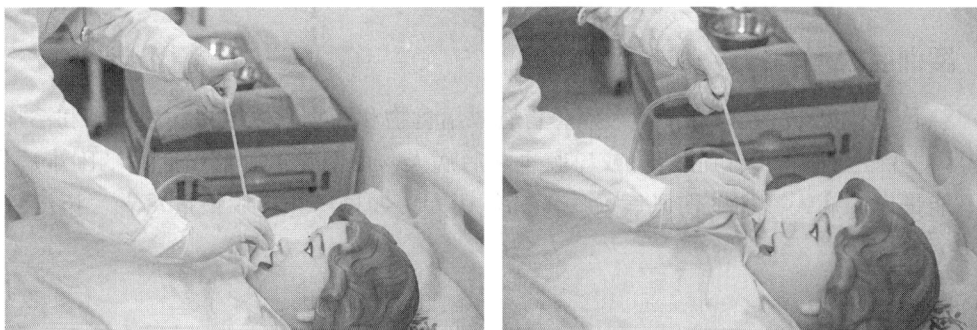

图 7-5

6. 抽吸 吸痰管退出后,在冲洗罐中用生理盐水抽吸(图 7-6)。

7. 清洁口鼻 用纱布为病人清洁口鼻。

8. 整理记录 协助整理、记录并处理用物。

护士:"张女士,您好!您现在感觉怎样?"

病人:"好多了。"

护士:"请您平时多饮水,有利于痰液稀释。深呼吸能帮助咳嗽,请您在吸气末,屏气片刻,然后用力进行咳嗽,这样可使痰液从气道深部向大气道移动,容易咳出。您还有其他需要吗?"

病人:"没有了。"

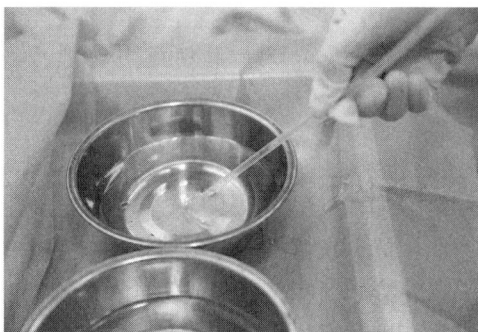

图 7-6

护士:"好的,那您好好休息。如果有什么需要可以按床头呼叫器,我们也会随时巡视病房的。谢谢您的配合!"

【注意事项】

1. 吸痰前,检查电动吸引器性能及连接是否完好。

2. 严格执行无菌操作,每吸痰一次应更换吸痰管。

3. 吸痰动作轻柔,防止呼吸道黏膜损伤。

4. 每次吸痰时间 < 15 秒,以免造成缺氧。

5. 储液瓶内痰液满 2/3 时,需立即倾倒。

项目八 鼻饲法

实训目的

对下列不能自行经口进食病人以鼻胃管供给食物和药物，以维持病人营养和治疗的需要：①昏迷病人。②口腔疾患或口腔手术后病人，上消化道肿瘤引起吞咽困难病人。③不能张口的病人，如破伤风病人。④其他病人，如早产儿、病情危重者、拒绝进食者等。

教学目标

1. 能复述鼻饲法的目的和注意事项。
2. 熟练进行鼻饲法技术的操作。
3. 严格执行查对制度，操作中体现人文关怀。

王女士，45岁。脑梗死恢复期。现吞咽困难，不能经口进食，护士遵医嘱进行鼻饲法。

【评估】

1. 护士衣帽整洁，修剪指甲，洗手，戴口罩。
2. 接到医嘱，打印或转抄医嘱执行单，双人核对无误。
3. 携医嘱执行单至床旁。
4. 评估并解释：评估病人年龄、病情、意识、鼻腔的通畅性、心理状态、营养状况、胃肠道功能及合作程度等。向病人及家属解释操作目的、过程及操作中配合方法。

护士："您好！我是您的责任护士杨某，能告诉我您的床号和姓名吗？"

病人："1床，王某。"

护士："好的，王阿姨，我看一下您的手腕带。""请允许我先核对您的床头卡或床尾卡。""您现在感觉怎么样？王阿姨，由于您吞咽困难，不能经口进食，导致您营养摄入不足，但您胃肠道功能良好，遵医嘱要给您进行鼻饲法。鼻饲法就是将一根导管经鼻腔插入胃内，从管内灌注流质食物、水分和药物的方法。我现在检查一下您的鼻腔状况好吗？"

病人："好的。"

护士："鼻腔黏膜完好、无肿胀、无炎症，无鼻中隔偏曲，无鼻息肉。王阿姨，待会我会协助您坐起来，您不要紧张，您配合我像吞面条一样做吞咽动作就可以了。那您现在先休息，我回去准备用物。"

【操作前准备】

1. 护士准备 衣帽整洁，修剪指甲，洗手，戴口罩。

2. 环境准备 环境清洁，无异味。

3. 病人准备 了解鼻饲法的目的、操作过程及注意事项，愿意配合，鼻腔通畅。

4. 用物准备（图8-1）

（1）治疗车内备：手消毒液、生活垃圾桶、医疗垃圾桶。

（2）无菌鼻饲包内备：治疗碗、镊子、止血钳、压舌板、纱布、胃管或硅胶管、50mL注射器、治疗巾。

（3）治疗盘内备：液体石蜡、棉签、胶布、胃管标识、别针、夹子或橡皮圈、手电筒、听诊器、弯盘、手套、鼻饲流食（38～40℃）、温开水适量（也可取病人饮水壶内的水）。按需准备漱口或口腔护理用物及松节油。

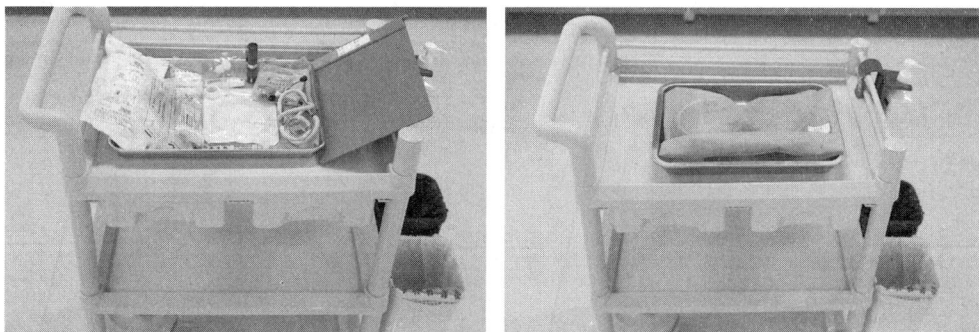

图8-1

【操作过程】

（一）插管

1. 核对 护士备齐用物携至病人床旁，核对病人姓名、床号、手腕带（图8-2）。

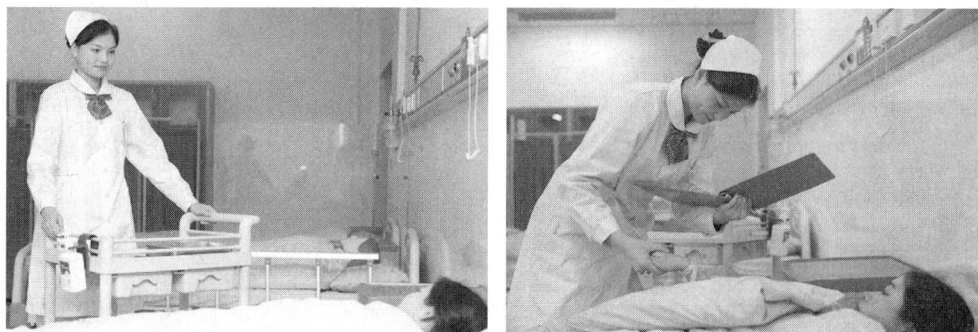

图8-2

护士:"您好! 王阿姨,我们又见面了,请问您叫什么名字?"

病人:"王某。"

护士:"来,我再核对一下您的手腕带。王阿姨,现在我要为您进行鼻饲插管了,请问您准备好了吗?"

病人:"准备好了。"

2. 摆体位 有义齿者取下义齿。能配合者取半坐位或坐位,无法坐起者取右侧卧位,昏迷病人取去枕平卧位,头向后仰。

护士:"王阿姨,插管前我先给您摇高一下床头(30°)。"

病人:"好的。"

护士:"王阿姨,您这样感觉舒适吗?"

病人:"舒适。"

3. 保护床单位 将治疗巾围于病人颌下,弯盘放于便于取用处(图 8-3)。

4. 鼻腔准备 观察鼻腔是否通畅,选择通畅一侧,用棉签清洁鼻腔(图 8-4、图8-5)。

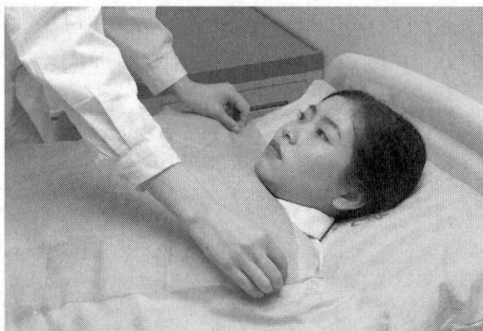

图 8-3

护士:"王阿姨,请您闭眼,我检查一下您的鼻腔通畅情况。"

病人:"好的。"

护士:"来,吸气,呼气。王阿姨,您双侧鼻腔通畅,均可以插管。您希望我从那一侧鼻孔插入呢?"

病人:"左侧鼻腔。"

护士:"好的。现在我为您清洁左侧鼻腔。"

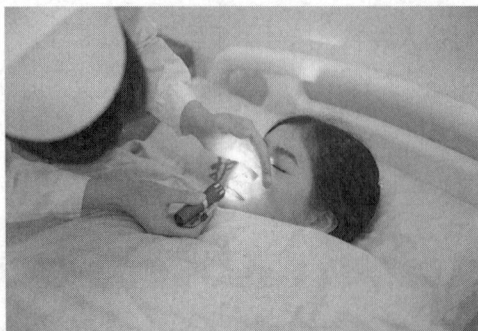

图 8-4

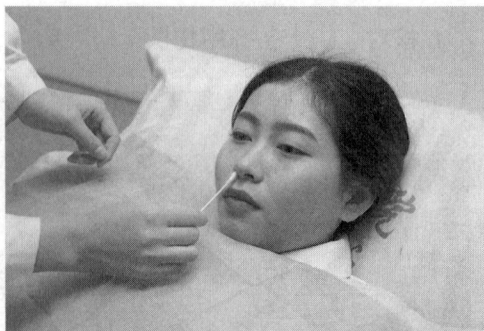

图 8-5

5. 确认位置 确认胃管插入位置(图 8-6)。

护士:"王阿姨,我先确认一下剑突位置。"

6. 打开鼻饲包（盘） 检查胃管有效期、包装，并打开；戴手套，拿取胃管（图8-7）。

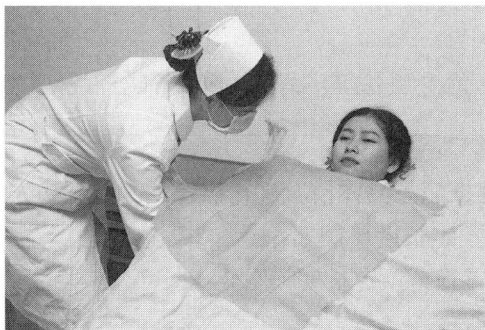

图 8-6

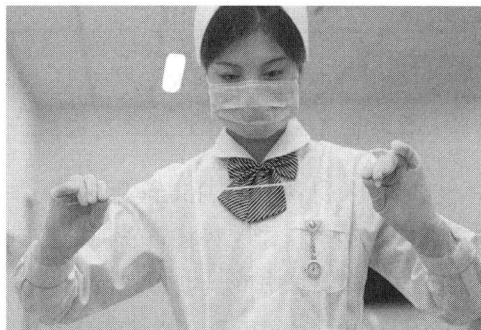

图 8-7

7. 标记胃管 测量胃管插入的长度，并标记（图8-8）。

护士："王阿姨，我现在为您测量一下胃管长度，您别紧张。"

病人："好的。"

护士："前额发际至胸骨剑突，一般成人插入长度为45～55cm，您为48cm。"

8. 润滑胃管 用石蜡油棉球润滑胃管前端，并检查胃管是否通畅（图8-9）。

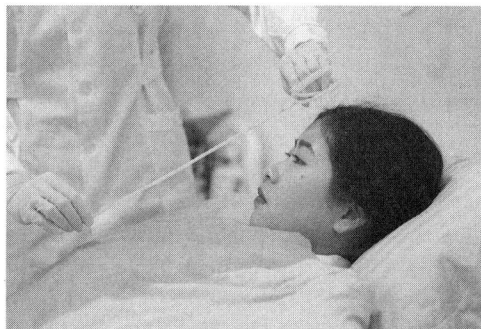

图 8-8

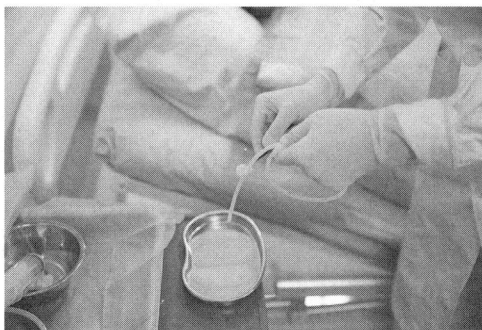

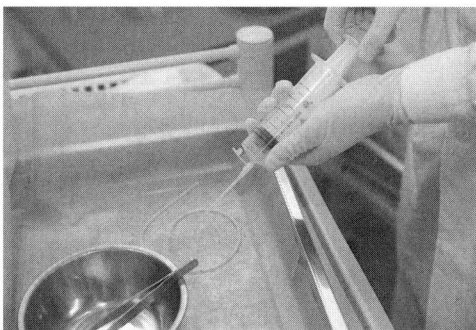

图 8-9

9. 开始插管

护士："王阿姨，现在我要给您插管了，请再次告诉我您的姓名及床号。"

病人："王某，1床。"

护士："我动作会很轻稳，请您放轻松。如果插管的过程中，您有任何不舒服的话，请您举手示意我，难受的时候尽量深呼吸。"

（1）一手托住胃管，一手（或持镊子）夹住胃管前端，沿选定侧鼻孔轻轻插入（图8-10）。

护士："王阿姨，请您张口，我检查一下您的口腔情况。好的，请您配合我做吞咽动作；像吞面条一样，好的，就是这样。"

（2）插入胃管10~15cm(咽喉部)时，根据病人具体情况进行插管：①清醒病人：嘱病人做吞咽动作，顺势将胃管向前推进，至预定长度（图8-11）。②昏迷病人：左手将病人头托起，使下颌靠近胸骨柄，缓缓插入胃管至预定长度（图8-12）。

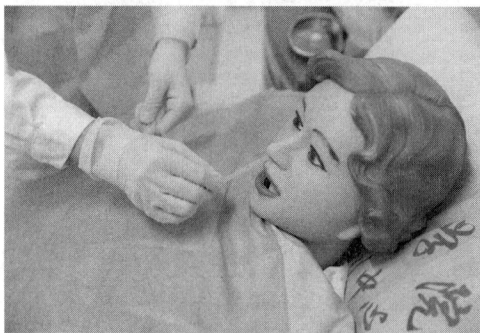

图 8-10

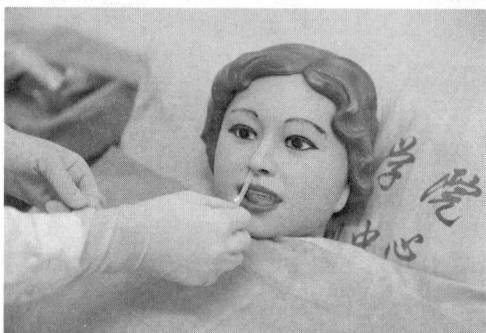

图 8-11

10. 初步固定　胃管插入预定长度后，先将胃管用胶布固定在鼻翼（图8-13）。

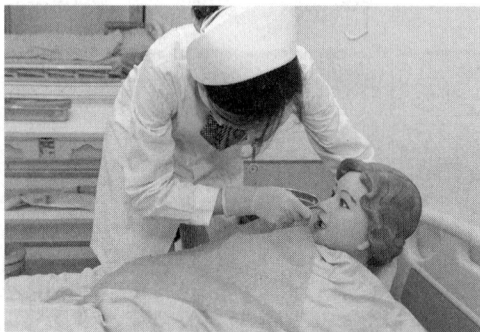

图 8-12

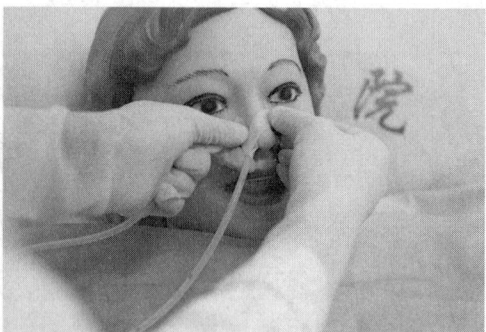

图 8-13

11. 确认　确认胃管是否在胃内。

方法：①在胃管末端连接注射器抽吸，能抽出胃液（图8-14）。②置听诊器于病人胃部，快速经胃管向胃内注入10mL空气，听到气过水声（图8-15）。③将胃管末端置于盛水的治疗碗中，无气泡逸出（图8-16）。

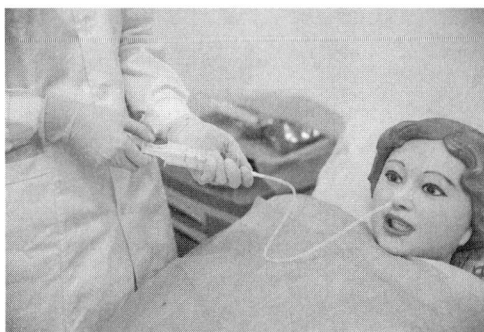

图 8-14

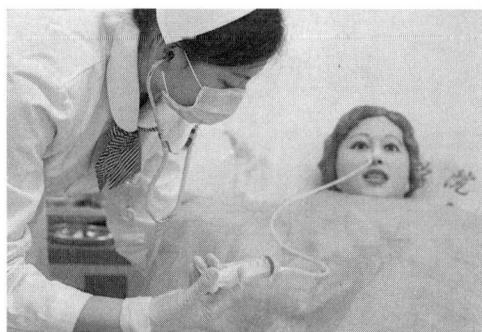

图 8-15

12. 再次固定　确定胃管在胃内后，将胃管用胶布固定在颊部（图 8-17）。

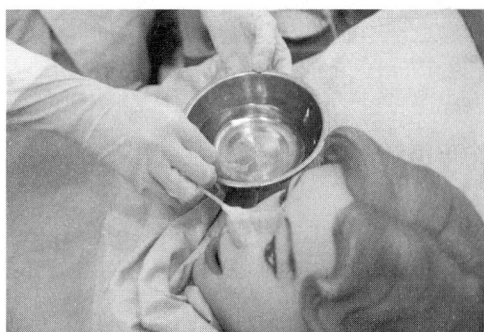

图 8-16

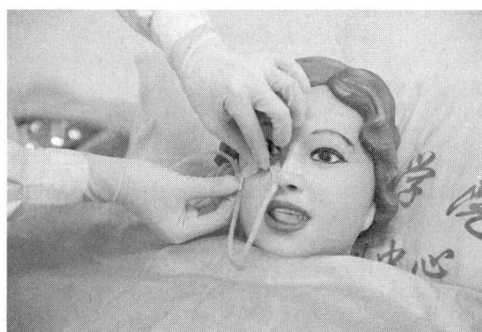

图 8-17

13. 灌注食物

（1）连接注射器于胃管末端，抽吸见有胃液抽出，再注入少量温开水（图 8-18）。

（2）缓慢注入鼻饲液或药液（图 8-19）。

（3）鼻饲完毕后，再次注入少量温开水（图 8-20）。

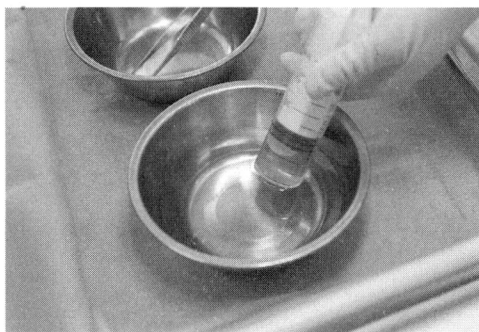

图 8-18

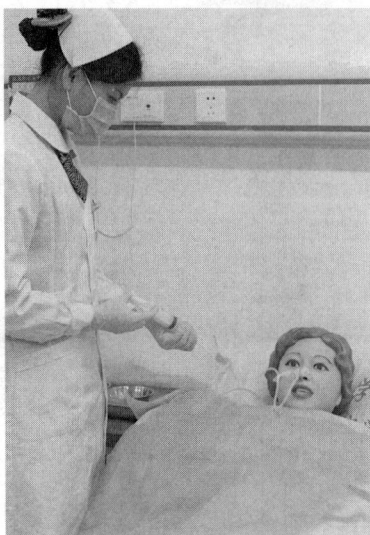

图 8-19

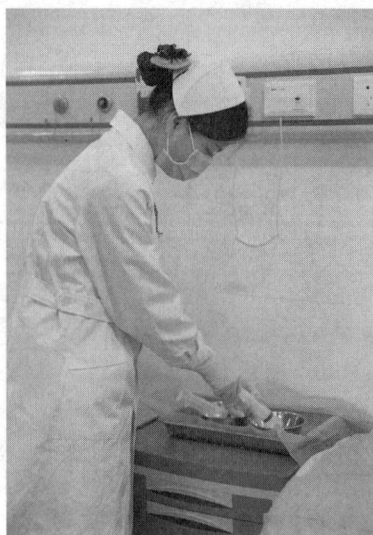

图 8-20

14. 处理胃管末端 将胃管末端反折，用纱布包好，用橡皮筋扎紧或用夹子夹紧，用别针固定于大单、枕旁或病人衣领处（图 8-21）。

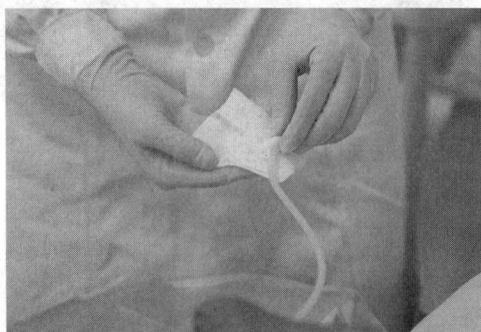

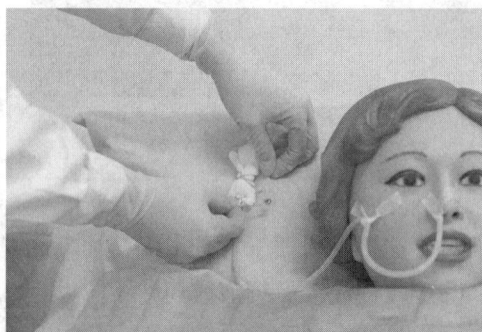

图 8-21

15. 操作后处理

（1）协助病人清洁鼻孔、口腔（图 8-22）。

（2）整理床单位（图 8-23）。

（3）嘱病人维持原卧位 20～30 分钟。

（4）洗净鼻饲用的注射器，放于治疗盘内，用纱布盖好备用。

（5）操作后查对。

护士："王阿姨，胃管已顺利插入胃内，您有感觉不适吗？"

病人："没有，谢谢！"

护士："胃管现固定在您枕旁，为了避免您恶心、呕吐，请您保持这个卧位 30 分钟，稍后起身时注意不要牵拉胃管，以免胃管脱出。您还有其他需要吗？"

病人："没有了。"

护士："好的，那您好好休息。如果有什么需要可以按床头铃，我们也会随时巡视病房的。谢谢您的配合！"

（6）洗手，记录（图8-24）。

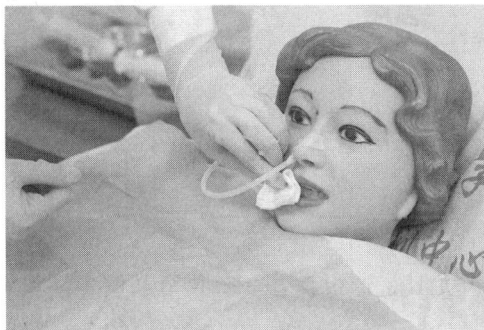

图 8-22

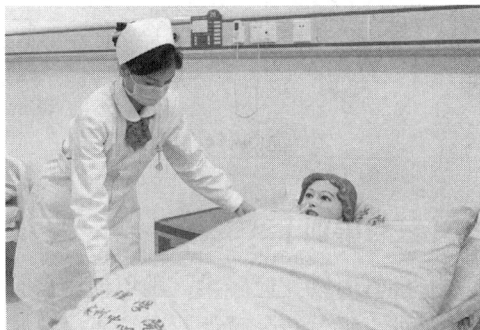

图 8-23

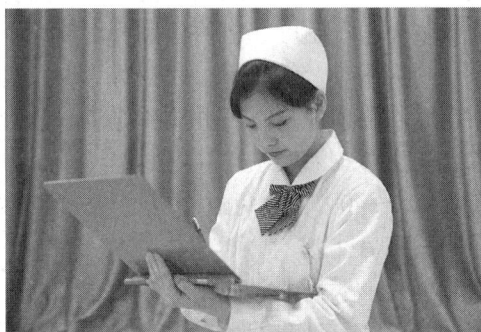

图 8-24

（二）拔管

1. 拔管前准备 置弯盘于病人颌下，夹紧胃管末端，轻轻揭去固定的胶布

2. 拔出胃管 用纱布包裹近鼻孔处的胃管，嘱病人深呼吸，在病人呼气时拔管，边拔边用纱布擦胃管，到咽喉处快速拔出（图8-25）。

3. 操作后处理

（1）将胃管放入弯盘，移出病人视线（图8-26）。

（2）清洁病人口鼻、面部，擦去胶布痕迹，协助病人漱口，采取舒适卧位。

（3）整理床单位，清洁用物。

（4）洗手。

（5）记录。

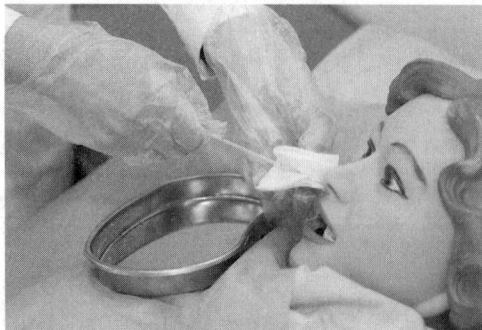

图 8-25

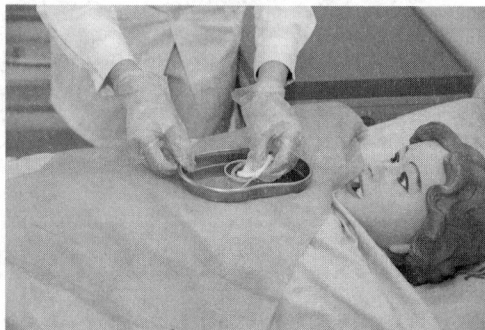

图 8-26

【注意事项】

1. 插管时动作应轻柔，避免损伤食管黏膜，尤其是通过食管 3 个狭窄部位（环状软骨水平处、平气管分叉处、食管通过膈肌处）时。

2. 插入胃管至 10 ~ 15cm（咽喉部）时，若为清醒病人，嘱其做吞咽动作；若为昏迷病人，则用左手将其头部托起，使下颌靠近胸骨柄，以利插管。

3. 插管过程中若病人出现恶心、呕吐，应暂停插管。插管不畅时应检查是否盘在口咽部。如果病人出现呛咳、呼吸困难、发绀等，表明胃管误入气管，应立即拔出胃管。

4. 每次鼻饲前应证实胃管在胃内且通畅，并用少量温水冲管后再进行喂食，鼻饲完毕后再次注入少量温开水，防止鼻饲液凝结。

5. 鼻饲液温度应保持在 38 ~ 40℃，避免过冷或过热；新鲜果汁与奶液应分别注入，防止产生凝块；药片应研碎溶解后注入。

6. 食管静脉曲张、食管梗阻的病人禁忌使用鼻饲法。

7. 长期鼻饲者应每天进行 2 次口腔护理，并定期更换胃管，普通胃管每周更换 1 次，硅胶胃管每月更换 1 次。

项目九　留置导尿术

实训目的

1. 抢救危重、休克病人时正确记录每小时尿量、测尿比重，密切观察病人的病情变化。

2. 为盆腔手术病人排空膀胱，继续保持膀胱的空虚状态，避免术中误伤。

3. 某些泌尿系统疾病手术后留置导尿管，便于冲洗和引流。

4. 为尿失禁或会阴部有伤口的病人引流尿液，保持会阴部干燥。

5. 为尿失禁病人行膀胱功能训练。

教学目标

1. 能复述为病人留置导尿的目的和注意事项。

2.熟练进行为男、女病人留置导尿技术操作。

3.严格执行查对制度及无菌技术操作，操作中体现人文关怀。

一、案例一

王某，男，45岁，今晨因"出血性休克"入院，入院后遵医嘱接受同型红细胞800mL及其他急救措施，目前生命体征平稳，神清合作。为了密切监测其病情变化，医生要求为其进行留置导尿。

【评估】

1.护士衣帽整洁，修剪指甲，洗手，戴口罩（图9-1）。

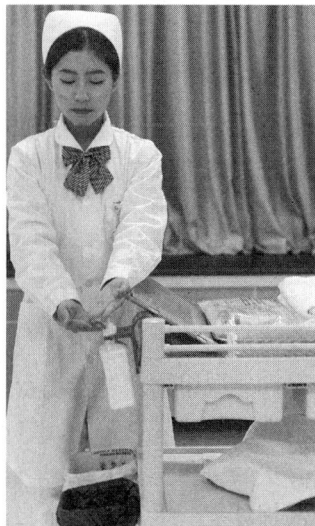

2.接到医嘱，打印或转抄医嘱执行单，双人核对无误。

3.携医嘱执行单至床旁（图9-2）。

4.评估并解释

（1）评估：病人的年龄、病情、临床诊断、意识状态、生命体征、合作程度、心理状况、生活自理能力、膀胱充盈及会阴皮肤黏膜情况。

（2）解释：向病人及家属解释留置导尿的目的、方法、注意事项和配合要点。

图 9-1

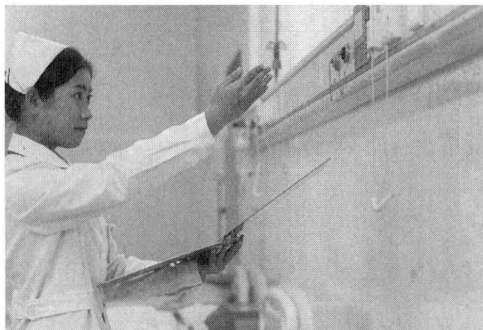

图 9-2

护士："您好，我是您的责任护士李某，能告诉我您的床号及名字吗？"

病人："1床，王某。"

护士："您好！王先生，我看一下您的腕带。您现在感觉怎么样？"

病人："好一点了，但是还是没精神。"

护士："王先生，您之前因为失血过多所以休克了，但是通过输血和治疗您正在慢慢地恢复中，不用担心。为了更好地监测您的病情，遵医嘱我要为您进行留置导尿，就是用一根无菌的尿管通过尿道插入您的膀胱为您引流尿液，用以监测您的病情变化。这个过程是会有一点难受，但是我会尽量轻柔一些的，请您配合我好吗？"

病人："好的。"

护士："请问您是王某的家属吗？请您协助他清洗一下会阴部好吗？"

家属："好的。"

护士："请让我检查一下您的会阴部皮肤。"

病人："好的。"

护士："请您清洗好会阴部后在病房等我，我准备用物就过来。"

病人："好的。"

【操作前准备】

1. 护士准备　着装整洁，修剪指甲，洗手，戴口罩。

2. 环境准备　酌情关闭门窗，围帘或屏风遮挡病人。保持合适的室温。光线充足或有足够的照明。

3. 用物准备（图9-3）

（1）治疗车上层：一次性导尿包（为生产厂商提供的灭菌导尿用物包，包括初步消毒、再次消毒和导尿用物。初步消毒用物有小方盘、内盛数个消毒液棉球袋、镊子、纱布、手套。再次消毒用物有手套、孔巾、弯盘、气囊导尿管，内盛4个消毒液棉球袋、镊子2把、自带无菌液体的10mL注射器、润滑油棉球袋、标本瓶、纱布、集尿袋、方盘、外包治疗巾），另外还有手消毒液、弯盘、一次性垫巾或小橡胶单和治疗巾一套、浴巾。

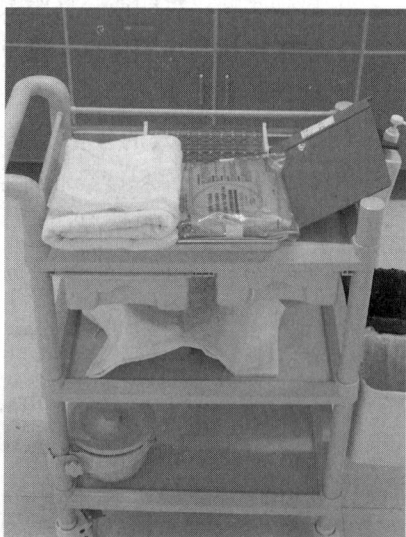

图9-3

（2）治疗车下层：生活垃圾桶、医疗垃圾桶。

（3）其他：根据环境情况酌情准备屏风。

【操作过程】

1. 核对　携用物至病人床旁，核对病人床号、姓名、手腕带（图9-4）。

护士："先生您好，请告诉我您的床号和姓名好吗？"

病人："1床，王某。"

护士："我再核对一下您的手腕带好吗？"

病人："好的。"

护士："王先生，现在我要为您进行留置导尿了，我会尽量动作轻柔，您不用紧张。您准备好了吗？"

病人："准备好了。"

2. 准备（图9-5）

（1）移床旁椅至操作同侧的床尾，将便盆放在床尾椅上，打开便盆巾。

（2）松开床尾盖被，帮助病人脱去对侧裤腿盖在近侧腿部，盖上浴巾，对侧腿用盖被遮盖。

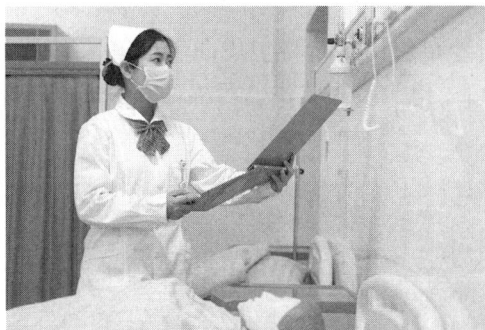

图 9-4

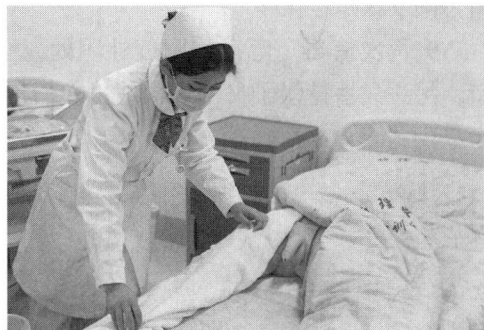

图 9-5

3. 准备体位 协助病人取屈膝仰卧位，两腿外展，暴露外阴。

4. 垫巾 将小橡胶单和治疗巾垫在病人臀下，弯盘置于近外阴处，消毒双手，核对并打开导尿包，取出消毒用物，操作者一只手戴上手套，将消毒液棉球倒入小方盘内。

5. 初步消毒 操作者一手持镊子夹取消毒棉球进行初步消毒，依次为阴阜、阴茎、阴囊。另一戴手套的手取无菌纱布包裹住阴茎将包皮向后推暴露尿道口，自尿道向外向后旋转擦拭尿道口、龟头及冠状沟。污棉球、纱布置弯盘内；消毒完毕将小方盘、弯盘移至床尾，脱下手套（图 9-6）。

6. 打开导尿包 用速干手消毒剂消毒双手后，将导尿包放在病人两腿之间，按无菌技术操作原则打开治疗巾。

护士："王先生，为了避免无菌区受到污染，现在起请您保持这个体位不要动好吗？"

病人："好的。"

7. 戴无菌手套，铺孔巾 取出无菌手套，按无菌技术操作原则戴好无菌手套，取出孔巾，铺在病人的外阴处并暴露阴茎（图 9-7）。

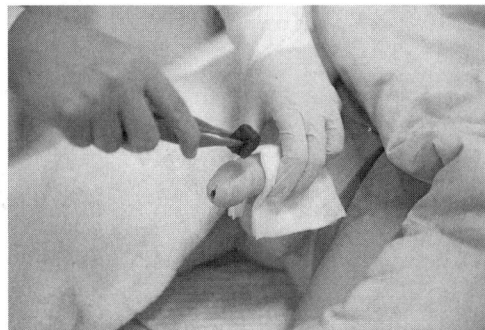

图 9-6

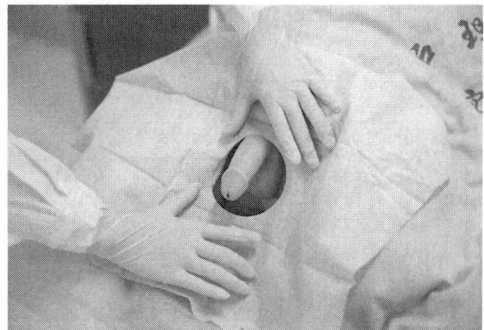

图 9-7

8. 整理用物，润滑导尿管　按操作顺序整理好用物，取出导尿管，用润滑液棉球润滑导尿管前段，将导尿管和集尿袋的引流管连接，放于方盘内，取消毒液棉球放于弯盘内（图9-8）。

9. 再次消毒　弯盘移至近外阴处，一手用纱布包住阴茎将包皮向后推，暴露尿道口。另一只手持镊子夹消毒棉球再次消毒尿道口、龟头及冠状沟。污棉球、镊子放床尾弯盘内（图9-9）。

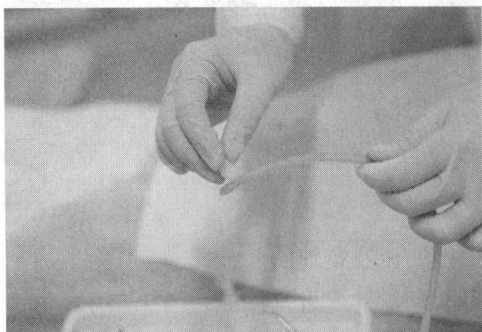

图 9-8

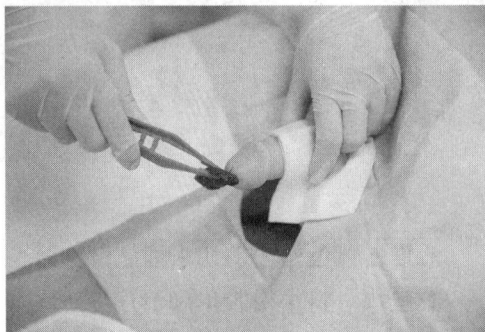

图 9-9

10. 插管、导尿　一手继续持无菌纱布固定阴茎并提起，使之与腹壁成60°角，将方盘置于孔巾旁，嘱病人张口呼吸，用另一镊子夹持导尿管对准尿道口轻轻插入尿道20～22cm，见尿液流出后再插入7～10cm；连接注射器，根据导尿管上注明的气囊容积向气囊注入等量的无菌溶液，轻拉导尿管有阻力感，证实导尿管固定于膀胱内，再回送少许，以免气囊嵌顿尿道内口（图9-10）。

护士："王先生，可能在我插管时您会有异物感和不适感，请不要紧张，张口，深呼吸，放松，这样有利于我插管，谢谢。"

11. 固定集尿袋　导尿成功后，夹闭引流管，撤下孔巾，擦净外阴，用安全别针将集尿袋的引流管固定在床单上，集尿袋固定于床沿下，开放导尿管。贴导尿管标签并记录置管时间（图9-11）。

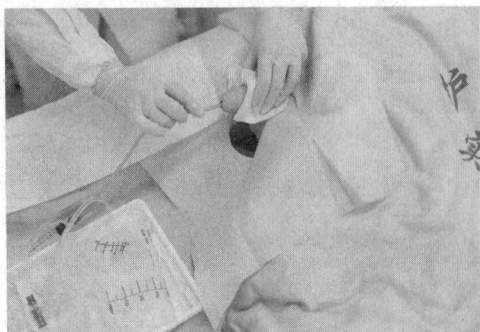

图 9-10

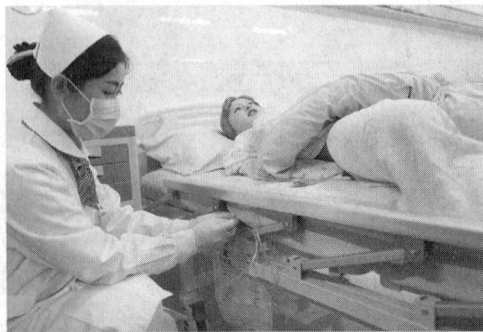

图 9-11

12. 操作后处理

（1）操作后查对。

（2）整理导尿用物弃于医疗垃圾桶内，撤出病人臀下的小橡胶单和治疗巾，放在治疗车下层，脱去手套。

（3）协助病人穿好裤子，取舒适卧位，整理床单位。

（4）洗手，记录，需要时遵医嘱留取尿标本进行检验。

护士："王先生，留置导尿已经完成，您感觉怎么样？"

病人："还好。"

护士："集尿袋必须悬挂在低于膀胱的位置，我帮你固定在床沿，请您在翻身时注意动作幅度不要太大，您下床活动时可以把集尿袋取下，悬挂在您的腰间低于膀胱的位置，以免尿液逆流引起泌尿系统感染。"

病人："好的，记住了。谢谢。"

护士："不客气。那您好好休息，有任何不适请您按铃呼叫我们，我也会随时过来看您的。"

病人："好的。"

【注意事项】

1. 严格执行查对制度和无菌技术操作原则。

2. 在操作过程中注意保护病人的隐私，并采取适当的保暖措施，防止病人着凉。

3. 为避免损伤和导致泌尿系统的感染，必须掌握男尿道的解剖特点。

4. 在为男病人导尿时，注意用纱布固定阴茎并提起，使之与腹壁成60°角，使耻骨前弯消失，利于插管。

二、案例二

陈某，女，上午9时行子宫切除术，术后拔除尿管10小时后仍未排尿，主诉下腹胀痛难忍，有尿意，但排尿困难，病人烦躁不安。检查：耻骨联合上方膨隆，遵医嘱为其进行留置导尿。

【评估】

1. 护士衣帽整洁，修剪指甲，洗手，戴口罩。

2. 接到医嘱，打印或转抄医嘱执行单，双人核对无误。

3. 携医嘱执行单至床旁。

4. 评估并解释

（1）评估：病人的年龄、病情、临床诊断、意识状态、生命体征、合作程度、心理状况、生活自理能力、膀胱充盈及会阴皮肤黏膜情况。

（2）解释：向病人及家属解释留置导尿的目的、方法、注意事项和配合要点。

护士："您好，我是您的责任护士李某，能告诉我您的床号及名字吗？"

病人："1床，陈某。"

护士："您好！陈女士，我看一下您的腕带。您现在感觉怎么样？"

病人："还是不能小便，腹部胀痛得厉害。"

护士："陈女士，尿潴留是术后常见的并发症之一，您不用担心，为了解除您的不适，遵医嘱我要为您进行留置导尿，就是用一根无菌的尿管通过尿道插入您的膀胱为您引流尿液。这个过程是会有一点难受，但是我会尽量轻柔一些的，请您配合我好吗？"

病人："好的。"

护士："请让我检查一下您会阴部皮肤。"

病人："好的。"

护士："请家属为您清洗一下会阴部好吗？"

家属："好的。"

护士："请您清洗好会阴部后在病房等我，我准备用物就过来。"

病人："好的。"

【操作前准备】

1. 护士准备　着装整洁，修剪指甲，洗手，戴口罩。

2. 环境准备　酌情关闭门窗，围帘或屏风遮挡病人。保持合适的室温。光线充足或有足够的照明。

3. 用物准备　同案例一。

【操作过程】

1. 核对　携用物至病人床旁，核对病人床号、姓名、手腕带。

护士："阿姨您好，请告诉我您的床号和姓名好吗？"

病人："1床，陈某。"

护士："我再核对一下您的手腕带好吗？"

病人："好的。"

护士："陈阿姨，现在我要为您进行留置导尿了，我会尽量动作轻柔，您不用紧张。您准备好了吗？"

病人："准备好了。"

2. 准备

（1）移床旁椅至操作同侧的床尾，将便盆放在床尾椅上，打开便盆巾。

（2）松开床尾盖被，帮助病人脱去对侧裤腿盖在近侧腿部，盖上浴巾，对侧腿用盖被遮盖（图9-12）。

3. 准备体位　协助病人取屈膝仰卧位，两腿外展，暴露外阴。

4. 垫巾　将小橡胶单和治疗巾垫在病人臀下，弯盘置于近外阴处，消毒双手，核对并打开导尿包，取出消毒用物，操作者一只手戴上手套，将消毒液棉球倒入小方盘内。

5. 初步消毒 操作者一手持镊子夹取消毒棉球进行初步消毒阴阜、两侧大腿根部、大阴唇，另一戴手套的手分开大阴唇，消毒小阴唇和尿道口，消毒顺序是由外向内、自上而下；污棉球置于弯盘内；消毒完毕脱下手套置于弯盘内，将弯盘及小方盘移至床尾，脱下手套（图 9-13）。

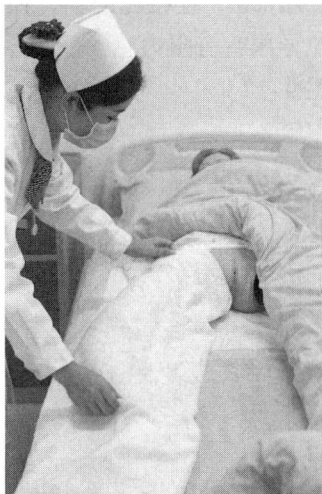

图 9-12

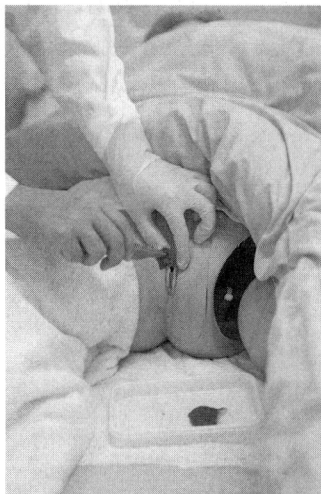

图 9-13

6. 打开导尿包 用速干手消毒剂消毒双手后，将导尿包放在病人两腿之间，按无菌技术操作原则打开治疗巾。

护士："陈阿姨，为了避免无菌区受到污染，现在起请您保持这个体位不要动好吗？"
病人："好的。"

7. 戴无菌手套，铺孔巾 取出无菌手套，按无菌技术操作原则戴好无菌手套，取出孔巾，铺在病人的外阴处并暴露会阴部（图 9-14）。

8. 整理用物，润滑导尿管 按操作顺序整理好用物，取出导尿管，用润滑液棉球润滑导尿管前段，将导尿管和集尿袋的引流管连接，放于方盘内，取消毒液棉球放于弯盘内（图 9-15）。

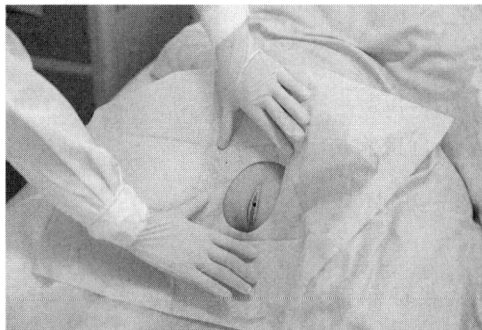

图 9-14

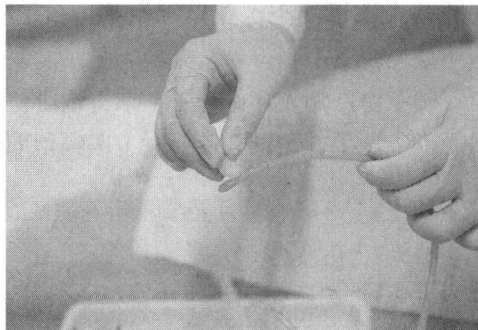

图 9-15

9. 再次消毒　弯盘移至近外阴处，一手分开并固定小阴唇，一手持镊子夹取消毒液棉球，分别消毒尿道口、两侧小阴唇、尿道口（内—外—内）。污棉球、弯盘、镊子放床尾弯盘内（图 9-16）。

10. 插管、导尿　将方盘置于孔巾旁，嘱病人张口呼吸，用另一镊子夹持导尿管对准尿道口轻轻插入 4 ～ 6cm，见尿后再插入 7 ～ 10cm，连接注射器，根据导尿管上注明的气囊容积向气囊注入等量的无菌溶液，轻拉导尿管有阻力感，证实导尿管固定于膀胱内，再回送少许，以免气囊嵌顿尿道内口（图 9-17）。

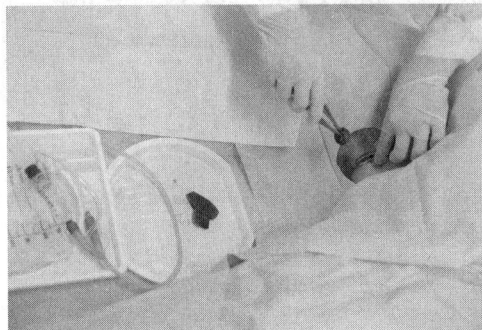

图 9-16

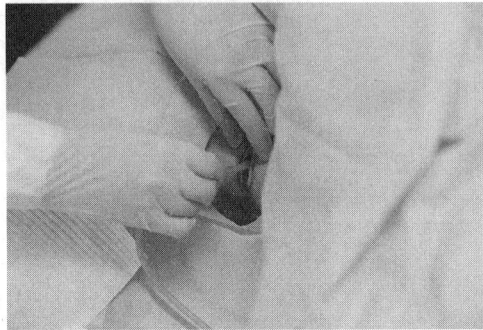

图 9-17

护士："陈阿姨，可能在我插管时您会有异物感和不适感，请不要紧张，张口，深呼吸，放松，这样有利于我插管，谢谢。"

11. 固定集尿袋　导尿成功后，夹闭引流管，撤下孔巾，擦净外阴，用安全别针将集尿袋的引流管固定在床单上，集尿袋固定于床沿下，开放导尿管。贴导尿管标签并记录置管时间（图 9-18）。

12. 操作后处理

（1）操作后查对。

（2）整理导尿用物弃于医疗垃圾桶内，撤出病人臀下的小橡胶单和治疗巾放治疗车下层，脱去手套。

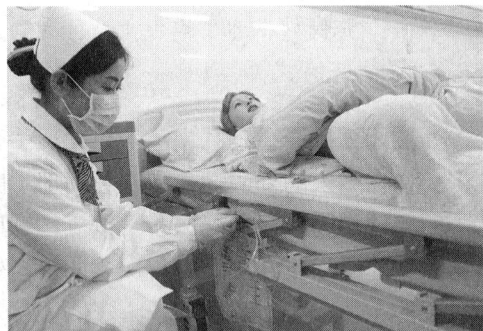

图 9-18

（3）协助病人穿好裤子，取舒适卧位，整理床单位。

（4）洗手，记录，需要时遵医嘱留取尿标本进行检验。

护士："陈阿姨，留置导尿已经完成，您感觉怎么样？"

病人："还好。"

护士："集尿袋必须悬挂在低于膀胱的位置，我帮你固定在床沿，请您在翻身时注意动作幅度不要太大，您下床活动时可以把集尿袋取下，悬挂在您的腰间低于膀胱的位置，以免尿液逆流引起泌尿系统感染。"

病人："好的，记住了。谢谢。"

护士："不客气。那您好好休息，有任何不适请您按铃呼叫我们，我也会随时过来看您的。"

病人："好的。"

【注意事项】

1. 严格执行查对制度和无菌技术操作原则。

2. 在操作过程中注意保护病人的隐私，并采取适当的保暖措施，防止病人着凉。

3. 为避免损伤和导致泌尿系统的感染，必须掌握女尿道的解剖特点。

4. 老年女性尿道口回缩，插管时应仔细观察、辨认，避免误入阴道。

5. 为女病人插管时，如导尿管误入阴道，应更换无菌导尿管，然后重新插管。

项目十 大量不保留灌肠

实训目的

1. 解除便秘、肠胀气。

2. 清洁肠道，为肠道手术、检查或分娩做准备。

3. 减轻中毒，稀释并清除肠道内的有害物质，减轻中毒。

4. 降低温度，灌入低温液体，为高热病人降温。

教学目标

1. 能复述大量不保留灌肠的目的和注意事项。

2. 熟练进行大量不保留灌肠的技术操作。

3. 严格执行查对制度及无菌技术操作，操作中体现人文关怀。

张某，男，40岁。大便干结，其形如栗，6～7天大便一次，艰涩难下，已达数十年。因8日未排出大便，腹痛难忍入院。

【评估】

1. 护士衣帽整洁，修剪指甲，洗手，戴口罩。

2. 接到医嘱，打印或转抄医嘱执行单，双人核对无误。

3. 携医嘱执行单至床旁。

4. 评估并解释：评估病人年龄、病情、临床诊断、意识状态、心理状况、排便情况、理解配合能力等。向病人解释大量不保留灌肠的目的、操作方法、注意事项及配合要点。

护士:"您好！我是您的责任护士陈某,能告诉我您的床号及姓名吗?"

病人:"1床,张某。"

护士:"张先生,我看一下您的手腕带。"

[核对病人手腕带,检查床头(尾)卡]

护士:"您现在感觉怎么样?"

病人:"非常难受,肚子胀痛！"

护士:"我检查一下您的腹部情况可以吗?"

病人:"可以。"

[护士触诊、叩诊病人腹部]

护士:"您腹部较硬,叩诊为实音,有大量粪石,遵医嘱我将为您进行大量不保留灌肠操作,您能配合吗?"

病人:"可以。"

护士:"您先休息一下,我去准备用物。"

病人:"好的。"

【操作前准备】

1.护士准备 衣帽整洁,修剪指甲,洗手,戴口罩。

2.环境准备 酌情关闭门窗,屏风遮挡病人。保持适宜的室温。光线充足。

3.用物准备 ①治疗车上层:一次性灌肠包,医嘱执行本,弯盘,水温计,手消毒液,根据医嘱准备的灌肠溶液。②治疗车下层:便盆,便盆巾,医疗垃圾桶,生活垃圾桶。灌肠溶液:常用0.1%～0.2%肥皂液,生理盐水。成人每次用量为500～1000mL,小儿200～500mL。溶液温度一般为39～41℃,降温时用28～32℃,中暑用4℃(图10-1)。

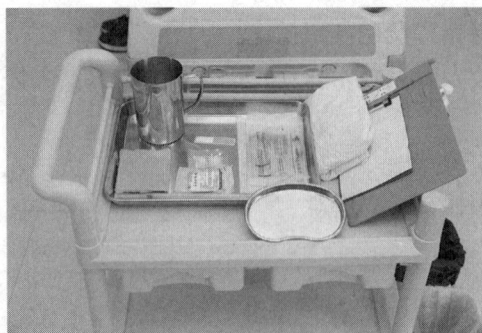

图10-1

【操作过程】

1.核对:携用物至病人床旁,核对病人床号、姓名、手腕带及灌肠溶液(图10-2)。

护士:"您好！请告诉我您的床号及姓名。"

病人:"1床,张某。"

护士:"张先生,我看一下您的腕带。"

[核对病人腕带,检查床头(尾)卡]

护士:"张先生,现在用物已经准备好了,我要为您进行大量不保留灌肠了,您准备好了吗?"

病人:"准备好了。"

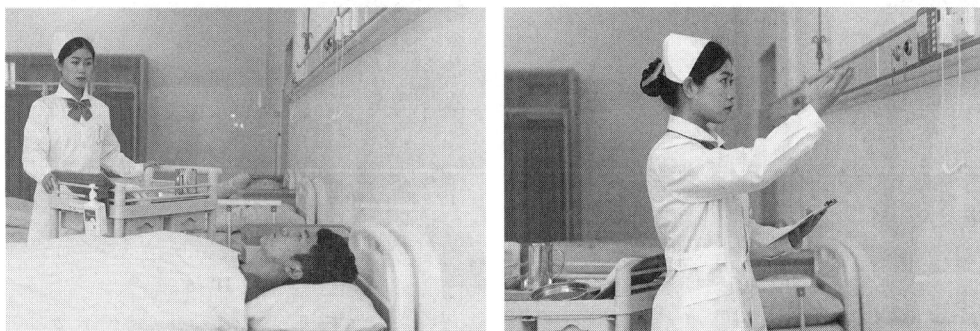

图 10-2

2.准备体位:协助病人取左侧卧位,双膝屈曲,褪裤子至膝部,臀部移至床沿(图 10-3)。

护士:"张先生,现在我要摆一下您的体位,请您协助我,好吗?"

病人:"好的"

护士:"张先生,现在我们左侧卧位,将您的臀部尽量贴近床沿,双膝弯曲。"

病人:"好的。"

3.及时盖被,暴露臀部,消毒双手:注意手部温暖,保护病人隐私,使其放松(图 10-4)。

护士:"张先生,请您放松,在操作过程中,我的动作会尽量轻柔的,好吗?"

病人:"好的。"

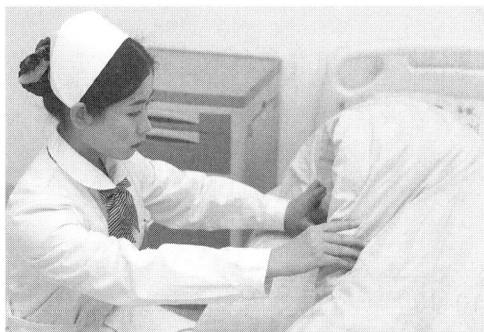

图 10-3

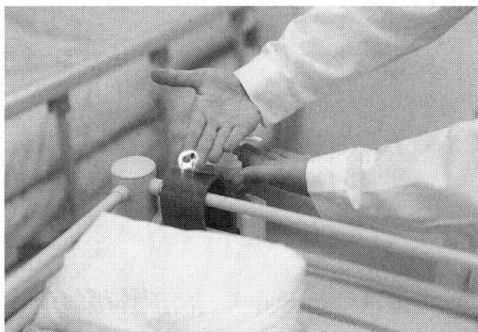

图 10-4

4. 垫巾：检查灌肠包并打开，取出并将垫巾铺于病人臀下，孔巾铺在病人臀部，暴露肛门，弯盘置于病人臀部旁边，纱布（或纸巾）放在治疗巾上（图 10-5）。

5. 准备灌肠筒：取出灌肠筒，关闭引流管上的开关，将灌肠液倒入灌肠筒内，灌肠筒挂在输液架上，筒内液面距肛门 40～60cm（图 10-6）。

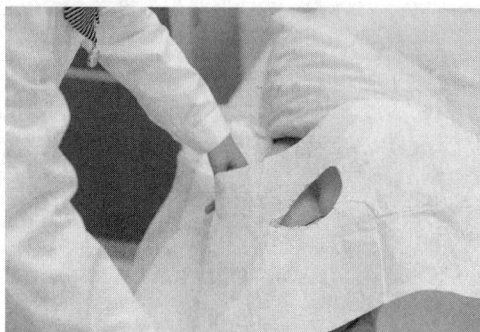

图 10-5

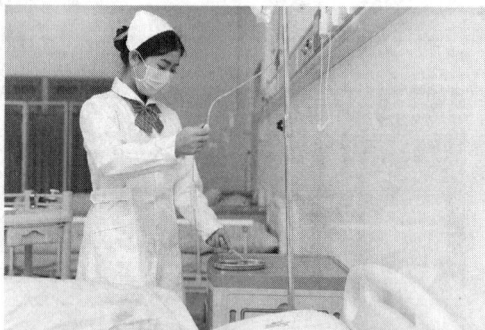

图 10-6

6. 戴手套（图 10-7）。

7. 润管、排气：润滑肛管前端，排尽管内气体，关闭开关（图 10-8）。

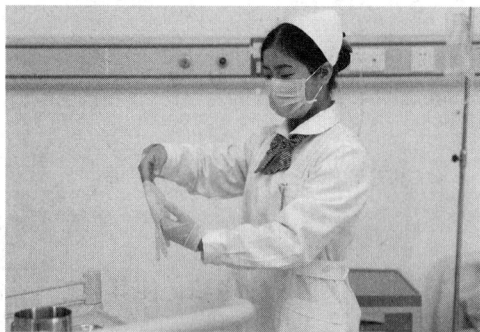

图 10-7

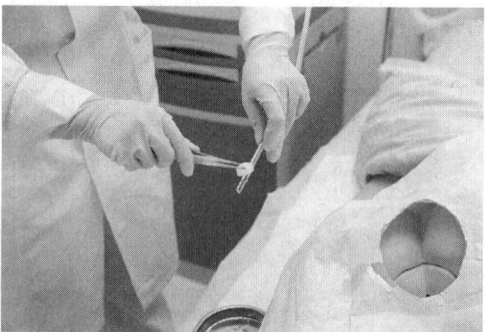

图 10-8

8. 插管：一手垫卫生纸分开臀部，充分暴露肛门口，嘱病人深呼吸，一手将肛管轻轻插入直肠 7～10cm。固定肛管（图 10-9）。

护士："张先生，现在我要为您插管了，要是操作过程中有任何不适，请您告诉我，好吗？"

病人："好的"

护士："请您深呼吸。"

病人："好的。"

9. 灌液：打开开关，将液体缓缓流入（图 10-10）。

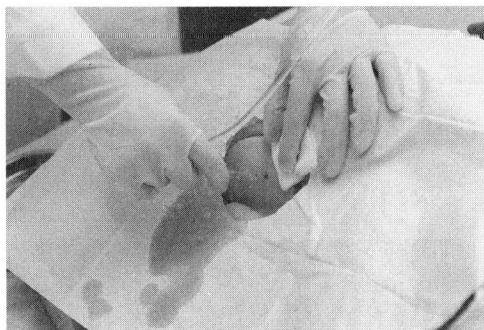

图 10-9

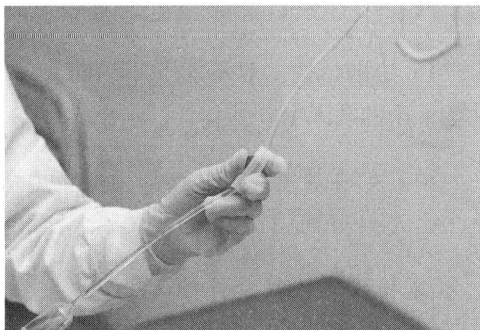

图 10-10

10. 观察：灌入液体过程中，密切观察筒内液面下降速度和病人情况（图 10-11）。

护士："张先生，您有任何不适吗？"
病人："肚子很胀，想大便。"
［口述：病人生命体征平稳，无脉速、面色苍白、大汗、剧烈腹痛、心慌气促等情况］
护士："张先生，这是正常的，请您深呼吸，放松腹肌。"
病人："好的。"

11. 拔管：待灌肠液即将流尽时夹管，用卫生纸包裹肛管轻轻拔出，弃于医疗垃圾桶内。擦净肛门，脱下手套，消毒双手（图 10-12）。

护士："张先生，现在操作已经结束，我要拔管了。"
病人："好的。"

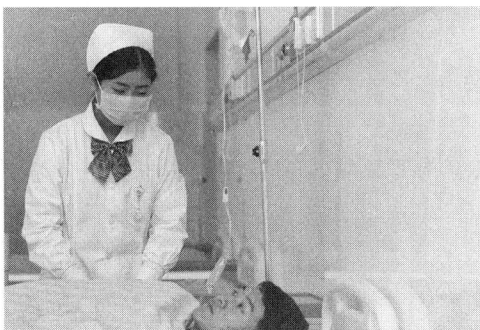

图 10-11

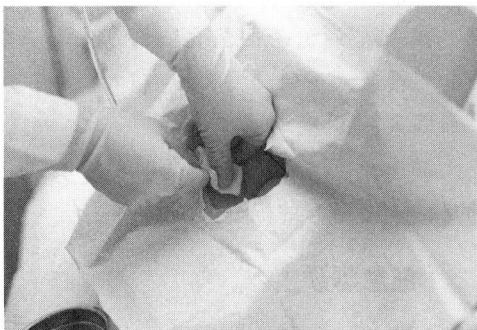

图 10-12

12. 保留灌肠液：协助病人取舒适卧位，嘱其尽量保留 5 ～ 10 分钟后再排便。

护士："张先生，这个体位您还舒服吗？请您尽量保留灌肠液 5 ～ 10 分钟再排便。"
病人："舒服点，我有点忍不住了。"
护士："请您放松腹肌，深呼吸。现在好点了吗？"

病人:"好点了。"

13.协助排便:对不能下床的病人,给予便盆,将卫生纸、呼叫器放于易取处。扶助能下床的病人上厕所排便。

护士:"张先生,我协助您下床上厕所。"
病人:"好的。"

14. 操作后处理(图 10-13)

(1)整理用物:排便后及时取出便盆,擦净肛门,协助病人穿裤,整理床单位,开窗通风。

(2)采集标本:观察大便性状,必要时留取送检。

(3)按相关要求处理用物。

(4)洗手,记录。

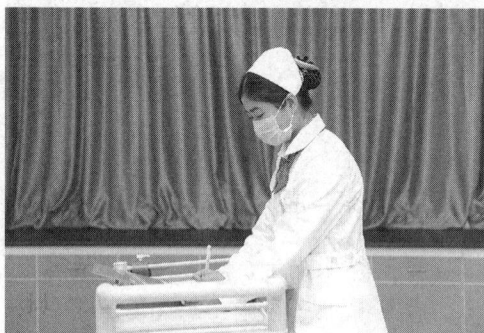
图 10-13

护士:"张先生,现在好点了吗?请问您大便的颜色、性状及便量。"

病人:"刚开始是黑色特别硬的大便,大概有 15 颗左右,像小土豆那么大,后来是棕黄色软便,像香蕉,大概有 1 根香蕉的量。"

护士:"张先生,你说得特别详细,谢谢您的配合。现在操作已经完成了,我要再次核对一下您的信息,请告诉我您的床号及姓名。"

病人:"1 床,张某。"

护士:"张先生,我再次核对一下您的腕带。"

[核对病人腕带,检查床头(尾)卡]

护士:"谢谢您的配合!请您平时多饮水,多吃富含膳食纤维的食物,养成定时排便的习惯,大便时不要太用力!您还有其他需要吗?"

病人:"没有了。"

护士:"好的,那您好好休息。如果有什么需要可以按床头铃,我们也会随时巡视病房的。谢谢您的配合!"

【注意事项】

1.妊娠、急腹症、严重心血管疾病、上消化道出血病人禁忌灌肠。

2.伤寒病人灌肠时溶液不得超过 500mL,液面不得超过肛门 30cm。

3.肝昏迷病人灌肠禁用肥皂水,以减少氨的产生和吸收;充血性心力衰竭和水钠潴留病人禁用 0.9% 氯化钠溶液灌肠。

4.准确掌握灌肠溶液的温度、浓度、流速、压力和溶液的量。

5.灌肠时病人如有腹胀或便意时,应嘱病人深呼吸,以减轻不适。

6.灌液过程中出现溶液下降较慢的情况,应调整肛管位置。

7. 灌肠过程中应随时注意观察病人的病情变化，如发现脉速、面色苍白、出冷汗、剧烈腹痛、心慌气急时，应立即停止灌肠并及时与医生联系，采取急救措施。

项目十一　皮内注射法

实训目的

1. 进行药物过敏试验，以观察有无过敏反应。
2. 预防接种，如卡介苗。
3. 局部麻醉的起始步骤。

教学目标

1. 能复述皮内注射法的目的和注意事项。
2. 熟练进行皮内注射法技术的操作。
3. 严格执行查对制度及无菌技术操作，操作中体现人文关怀。

龚某，女，4岁。外出玩耍因淋雨后出现发热、头痛、呼吸困难、咳嗽、流鼻涕、咳铁锈色痰等症状。次日早上8时由母亲陪伴就诊。体格检查：神志清楚，T38.9℃，P98次/分，R28次/分，BP92/60mmHg，双肺湿啰音，肝脾未扪及。医生初步诊断为"肺炎球菌肺炎"。医嘱：头孢哌酮钠舒巴坦钠1.5g皮试（st）。

【评估】

1. 护士衣帽整洁，修剪指甲，洗手，戴口罩。
2. 接到医嘱，打印或转抄医嘱执行单，双人核对无误。
3. 携执行单至床旁。
4. 评估并解释：评估病人年龄、体重、意识状态、心理状况、生命体征、痰的色量质、头痛程度、理解配合能力等；病人的治疗情况、用药史、药物过敏史及家族过敏史；询问病人有无进食，对酒精是否过敏；向病人及家属解释皮内注射的目的、方法、注意事项及配合要点（图11-1）。

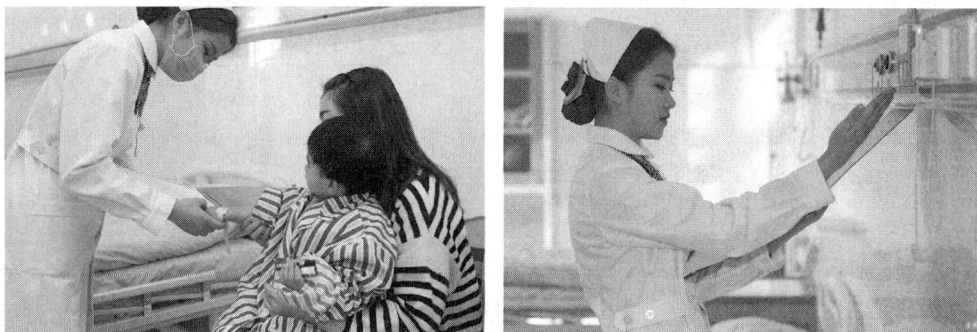

图 11-1

护士："你好，小朋友，我是你的责任护士王某，能告诉我你的床号及名字吗？"

患儿："阿姨好，我是1床，龚某。"

护士："你好，小朋友，我看一下你的手腕带。"

[同时，护士检查并核对床号、姓名、性别、年龄、住院号等]

护士："好的，现在感觉怎么样呢？咳嗽还厉害吗？"

[患儿摇头]

护士："您好，您是孩子的母亲吗？"

患儿母亲："是的，您好，请问我的孩子的病严重吗？"

护士："您的孩子患的是肺炎球菌肺炎，不要担心，请积极配合医护人员的治疗。医生开了医嘱，需要立即给孩子做一个头孢类药物皮试。请问您的孩子以前用过头孢哌酮钠舒巴坦钠吗？"

患儿母亲："孩子以前没有用过。"

护士："她以前对其他药物或食物是否有过敏现象？您家里人有对头孢哌酮钠舒巴坦钠过敏吗？"

患儿母亲："也没有，皮试会很疼吗？我怕孩子不能耐受。"

护士："进针和推药的时候会有点疼，不过就像被蚂蚁叮一下一样。您安慰好孩子，请放心我会认真细致地进行注射。孩子吃早餐了吗？"

患儿母亲："今天走得匆忙，带着早餐的，还未来得及吃。"

护士："空腹状态下做头孢哌酮钠舒巴坦钠皮试容易发生眩晕、恶心等反应，容易与过敏反应相混淆，所以请先让孩子吃完早餐。另外，让我看一下孩子前臂皮肤有无红肿、硬结和瘢痕等情况。"

患儿母亲："好的。"

护士："孩子前臂皮肤正常。好的，请给孩子吃点东西，我去准备用物，然后过来做皮试。"

【操作前准备】

1. 护士准备　衣帽整洁，修剪指甲，洗手，戴口罩（图11-2）。

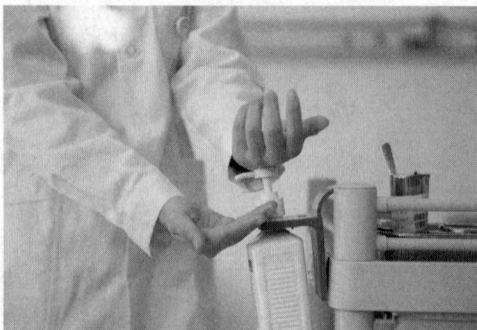

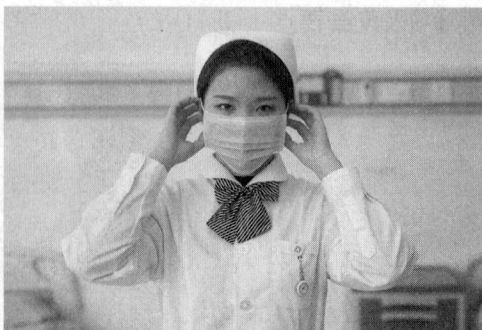

图 11-2

2. 环境准备　宽敞、清洁、安静、光线适宜。

3. 病人准备　皮内注射前先吃东西。

4. 用物准备

（1）注射盘：内有盛无菌持物镊的无菌容器、皮肤消毒液（75% 乙醇）、无菌棉签、无菌纱布或棉球、砂轮、弯盘、启瓶器、1mL 注射器、$4^{1/2}$ 号针头、配制头孢哌酮钠舒巴坦钠皮试液（图 11–3）。

1.5g 头孢哌酮钠舒巴坦钠皮试液配制方法（以 500μg/mL 为例）：①于内含头孢哌酮钠舒巴坦钠 1.5g 药瓶内加 6mL 生理盐水。②取上液 0.2mL 加生理盐水至 1mL，

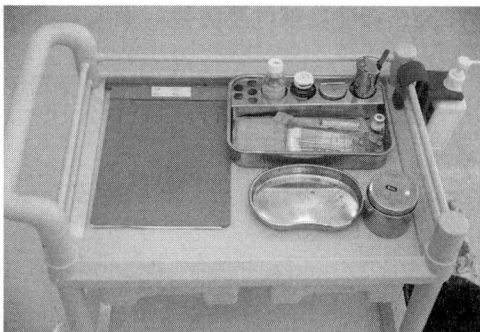

图 11–3

则 1mL 内含头孢哌酮钠舒巴坦钠 50mg。③取上液 0.1mL 加生理盐水至 1mL，则 1mL 内含头孢哌酮钠舒巴坦钠 5mg。④取上液 0.1mL 加生理盐水至 1mL，则 1mL 内含头孢哌酮钠舒巴坦钠 0.5mg。此即配成试敏液（图 11–4）。

（2）注射卡、速干手消毒剂、一次性手套。

（3）治疗车下层：锐器盒、医疗垃圾桶、生活垃圾桶。

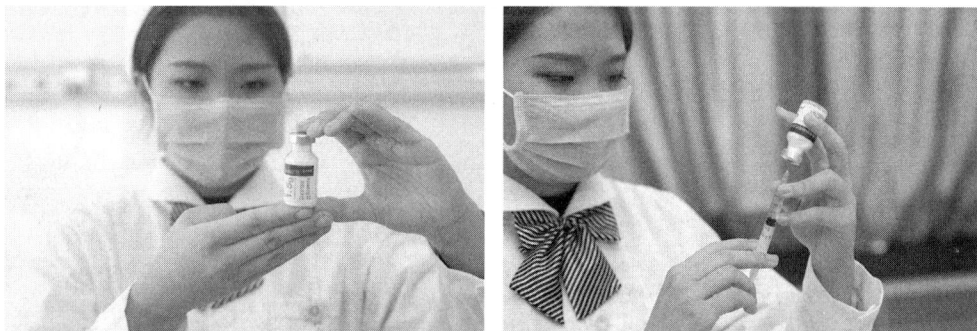

图 11–4

【操作过程】

1. 抽吸药液　遵医嘱执行，放置于无菌盘内。

2. 床旁核对　核对病人床号、姓名、手腕带。

护士："你好，请问你的床号和名字？"

患儿："1 床，龚某。"

护士："小朋友，你已经吃东西了吗？"

［患儿点头］

患儿母亲："您好，我刚给孩子吃过早餐。"

护士："小朋友，现在我要给你做皮试。皮试就是在你的前臂打一个小小的皮丘，

进针时有一点痛，忍耐下哦，注射过程中有皮肤瘙痒，感到不舒服要及时告诉我。"

[患儿点头]

3. 选择注射部位及体位 根据皮内注射目的选择。

护士："小朋友，你是坐着还是躺着注射？"
患儿："我要妈妈抱着。"

4. 消毒皮肤 75%乙醇消毒皮肤、待
干（图11-5）。

护士："请你把我刚刚检查皮肤的那只
手伸出来，你放松，我马上要给你皮肤消
毒，消毒时皮肤有点凉。"

5. 核对排气 二次核对，排尽空气。

6. 进针推药 一手绷紧皮肤，一手持
注射器，针尖斜面朝上呈5°进针，待针头
斜面完全进入皮内后，放平注射器，固定
针栓，注入药液0.1mL，使局部隆起形成
一皮丘（图11-6）。

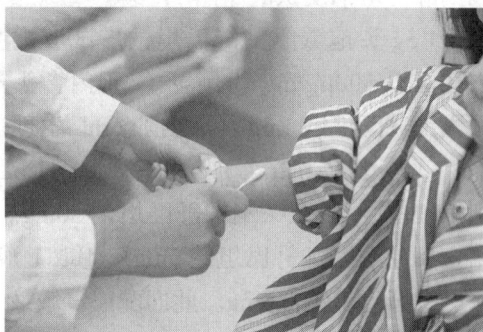

图11-5

护士："小朋友，进针会有点疼，请忍耐下，如果有不适请及时告诉我"。
患儿："嗯。"

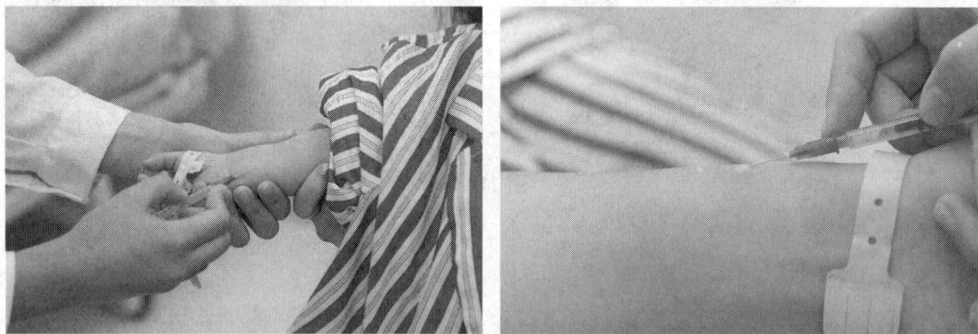

图11-6

7. 拔针观察 注射完毕迅速拔出针头，勿按压针眼（图11-7）。
8. 再次核对 操作后核对（图11-8）。

护士："女士，皮试已经做好了，现在是8：40，20分钟后观察结果。在这期间，
麻烦您看好孩子不要离开病房，不要按揉抓注射部位或者按压皮丘。孩子如有不适请及
时按床旁呼叫器告知医护人员。我也会随时来看你们，谢谢你们的配合。"

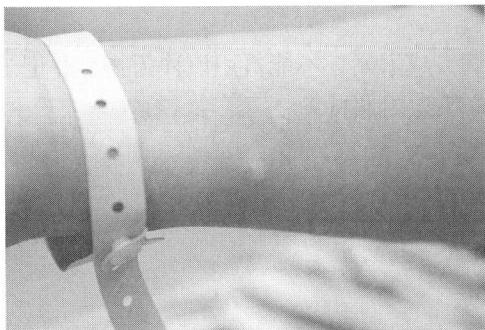

图 11-7

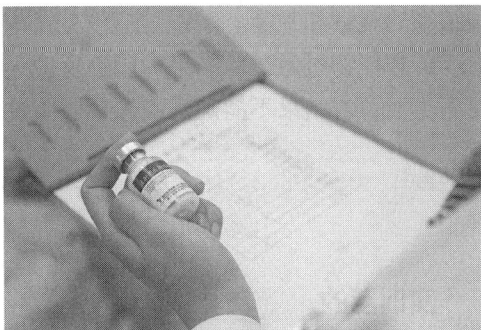

图 11-8

9. 操作后处理

（1）病人取舒适卧位。

（2）清理用物。

（3）洗手。

（4）记录注射时间。

10. 皮试结果判断 若需做对照试验，则用另一注射器及针头在另一前臂相应部位注射 0.1mL 生理盐水，20 分钟后对照观察反应。

（1）阴性：局部皮肤大小无改变，周围无红肿、无红晕，病人无自觉症状，无不舒适表现。

（2）阳性：皮丘隆起增大，出现红晕，直径大于 1cm，周围出现伪足伴局部瘙痒；病人可有头晕、心慌、恶心，甚至出现过敏性休克。

护士："小朋友，你好。请把刚刚做皮试的手伸给我看看，现在我和另外一名护士阿姨要给你观察皮试结果。你的注射部位有痒感等不舒适吗？有没有头晕、心慌等感觉？"

患儿："没有不舒适感觉。"

护士："孩子母亲，孩子的皮试结果为阴性，可以注射头孢哌酮钠舒巴坦钠。"

患儿母亲："好的，谢谢您。"

11. 记录 将过敏试验结果记录在病历本上，阳性用红色笔标注"+"，阴性用蓝色笔或黑色笔标注"-"。

【注意事项】

1. 严格执行查对制度和无菌操作原则。

2. 做药物过敏试验前，护士应详细询问病人的用药史、过敏史及家族史，如病人对需要注射的药物有过敏史，则不可做皮试，应及时与医生联系，更换其他药物。

3. 做药物过敏试验消毒皮肤时，忌用含碘消毒剂，以免着色影响对局部反应的观察及与碘过敏反应相混淆。

4. 在为病人做药物过敏试验前，要备好急救药品，以防发生意外。

5. 进针角度以针尖斜面能全部进入皮内为宜，进针角度过大易将药液注入皮下，影响结果的观察和判断。

6.若药物过敏试验结果为阳性反应，告知病人或家属，不能再用该种药物，并记录在病历上；若结果不能确认或怀疑假阳性时，应采取对照试验。

项目十二　皮下注射法

实训目的

1.注入小剂量药物，用于不宜口服给药而需在一定时间内发生药效时，如胰岛素注射。

2.预防接种。

3.局部麻醉用药。

教学目标

1.能复述皮下注射的目的和注意事项。

2.熟练进行皮下注射技术操作。

3.严格执行查对制度及无菌技术操作，操作中体现人文关怀。

汪先生，32岁，为预防乙型肝炎，接种乙肝疫苗。体格检查：T36.5℃，P80次/分，R18次/分，BP128/70mmHg，实验室检查结果无异常，无肝炎病史。

【评估】

1.护士衣帽整洁，修剪指甲，洗手，戴口罩。

2.接到医嘱，打印或转抄医嘱执行单，双人核对无误。

3.携医嘱执行单至床旁。

4.评估并解释：评估病人年龄、意识状态、生命体征、近期的健康状况、既往疾病史、过敏史及接种疫苗的反应史；向病人及家属解释皮下注射的目的、方法、注意事项及配合要点（图12-1）。

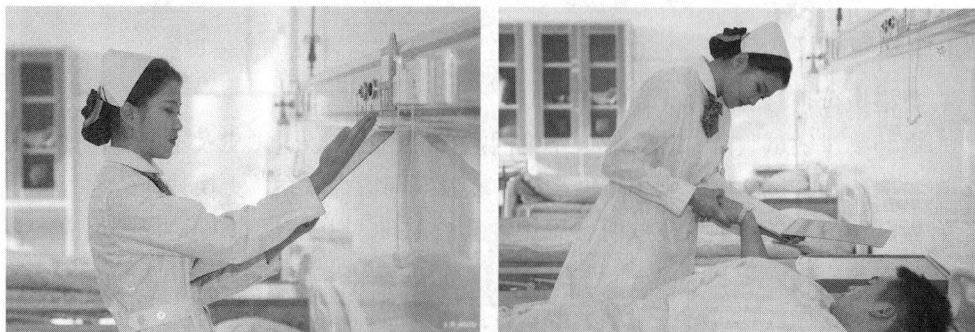

图 12-1

护士："先生，您好，我是您的责任护士王某，能告诉我您的床号及名字吗？"

病人："1床，汪某。"

护士："您好，我看一下您的手腕带。"

护士："您现在身体有何不适吗？"

病人："没有。"

护士："为预防乙型肝炎，我将遵医嘱为您接种乙肝疫苗，请问您近期有无生病或罹患过什么疾病呢？"

病人："没有。"

护士："请问您对什么东西过敏吗？以前接种疫苗有出现不适的反应吗？"

病人："没有。"

护士："我将为您注射左侧上臂，让我看看您的左侧上臂皮肤情况。"

病人："好的。"

护士："您的左侧上臂皮肤情况很好，无红肿、破溃、硬结，适合注射。请您稍等，我去准备用物。"

【操作前准备】

1. 护士准备 衣帽整洁，修剪指甲，洗手，戴口罩（图12-2、图12-3）。

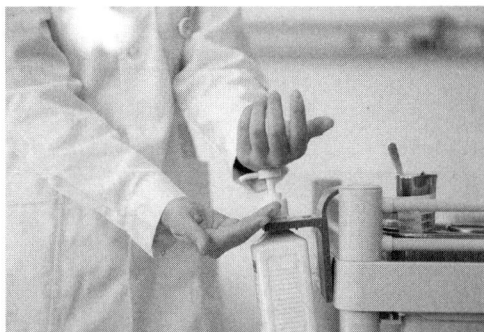

图 12-2

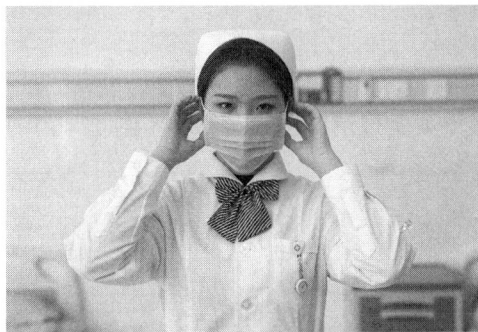

图 12-3

2. 环境准备 清洁、安静、光线适宜，必要时用屏风遮挡病人。

3. 用物准备（图12-4）

（1）注射盘：内有盛无菌持物镊的无菌容器、皮肤消毒液（75%乙醇、安尔碘）、无菌棉签、无菌纱布或棉球、砂轮、弯盘、启瓶器、注射器、针头、乙肝疫苗。

（2）注射卡、一次性手消毒液、一次性手套。

（3）治疗车下层：锐器盒、医疗垃圾

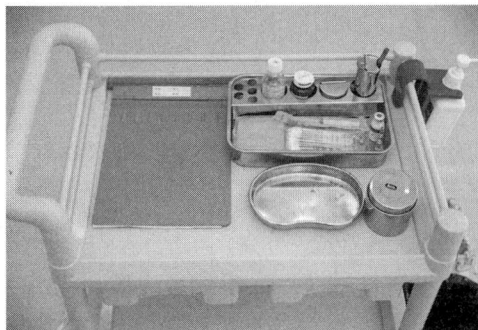

图 12-4

桶、生活垃圾桶。

【操作过程】

1.抽吸药液：遵医嘱抽吸药物，放置于无菌盘内（图12-5）。

2.床旁核对：核对病人床号、姓名、手腕带。

护士："先生，您好，请问您床号及名字？"

病人："1床，汪某。"

护士："您好，汪先生，现在我要给您注射乙肝疫苗，在注射过程中，您如有不适，请及时告诉我。"

病人："好的。"

3.选择注射部位，摆体位：上臂三角肌下缘（两侧腹壁、后背、大腿前侧和外侧）；舒适体位。

护士："汪先生，您想坐着还是躺着注射呢？"

病人："坐着吧。"

［病人做出左手叉腰的姿势］

护士："好的，就是这个姿势。您放轻松，我马上给您进行注射部位的皮肤消毒，消毒处皮肤会有些凉。"

病人："好的，谢谢。"

4.常规消毒皮肤、待干（图12-6）。

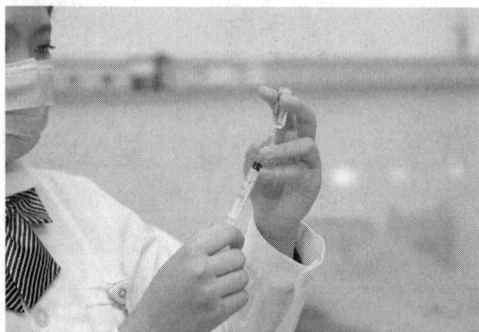

图12-5

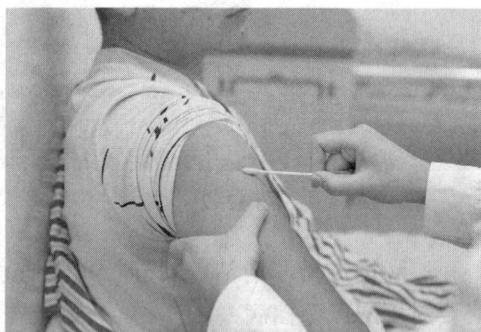

图12-6

5.核对排气：二次核对，排尽空气。

护士："汪先生，进针会有些疼，请您放轻松，如有不适请及时告诉我。"

6.进针推药：一手绷紧皮肤，另一手持注射器30°～40°快速刺入皮下，抽动活塞无回血，缓慢推注药液（图12-7）。

护士："您感觉怎样？还疼吗？"

病人："有一点。"

护士："您看着前方，做深呼吸。"

［一边缓慢推药一边与病人交谈，以分散注意力，减轻疼痛］

7.拔针按压：用无菌干棉签轻压针刺处至不出血（图12-8）。

护士："好了，已经注射完毕，您还有不舒适吗？"

病人："没有，谢谢。"

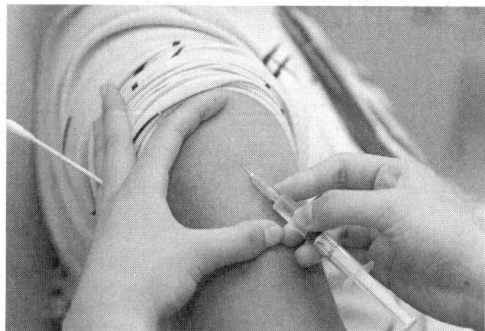

图12-7

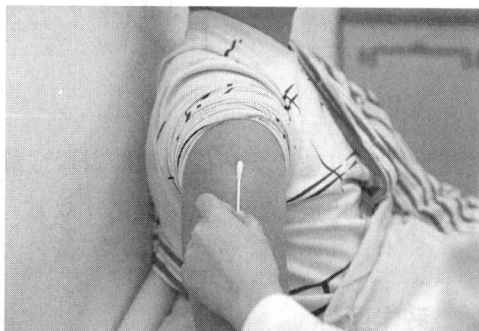

图12-8

8.再次核对：操作后核对（图12-9）。

护士："汪先生，您需在病房内休息30分钟，无不适反应后才可外出。我将呼叫器放在您的床头，若您出现发热、恶心、精神差、腹痛、腹泻等情况时请及时告知我们，我们也会随时巡视病房的，谢谢您的配合。"

病人："好的，谢谢您。"

9.操作后处理

（1）协助取舒适卧位，整理床单位。

（2）清理用物。

（3）洗手。

（4）记录（图12-10）。

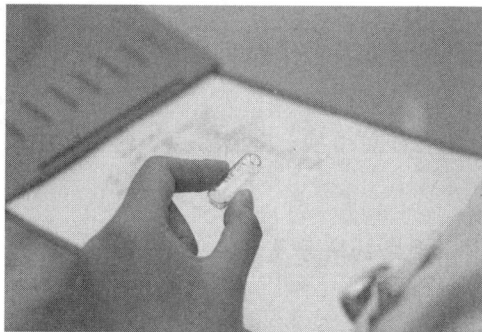

图12-9

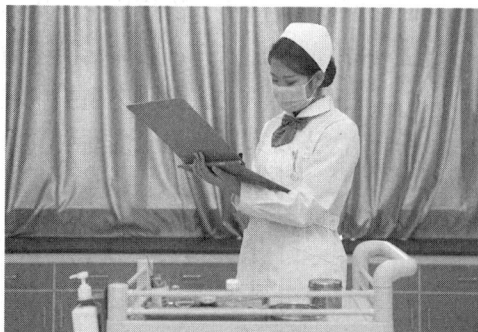

图12-10

【注意事项】

1. 严格执行查对制度和无菌操作原则。

2. 刺激性强的药物不宜用皮下注射。

3. 长期皮下注射者,应有计划地经常更换注射部位,防止局部产生硬结。

4. 过于消瘦者,护士可捏起局部组织,适当减小进针角度。

项目十三 肌内注射法

实训目的

1. 需要迅速达到药效又不能口服或静脉注射的药物。

2. 要求比皮下注射更快发生疗效时。

3. 注射的药物刺激性较强且药量较大。

教学目标

1. 能复述肌内注射的目的和注意事项。

2. 熟练进行肌内注射技术的操作。

3. 严格执行查对制度及无菌技术操作,操作中体现人文关怀。

罗先生,43岁,因"急性上呼吸道感染"入院,T39.5℃。遵医嘱予柴胡注射液肌内注射。

【评估】

1. 护士衣帽整洁,修剪指甲,洗手,戴口罩。

2. 接到医嘱,打印或转抄医嘱执行单,双人核对无误。

3. 携医嘱执行单至床旁。

4. 评估并解释

(1)评估病人病情、治疗情况、用药史、过敏史。

(2)病人的意识状态、肢体活动能力、对用药的认知及合作程度。

(3)注射部位的皮肤及肌肉组织状况。

(4)向病人及家属解释肌内注射的目的、方法、注意事项、配合要点、药物作用及副作用。

护士:"您好!我是您的责任护士刘某,能告诉我您的床号及名字吗?"

病人:"1床,罗某。"

护士:"您好!罗先生,我看一下您的手腕带。您现在感觉怎么样?为了缓解您的发热情况，现遵医嘱为您肌内注射柴胡注射液，请允许我检查下您的臀部皮肤。您的臀部皮肤完好，无红肿、硬结、破溃，可以进行注射。操作过程中希望您能配合。您先休息一下，我去准备用物。"

病人："好的。"

【操作前准备】

1.护士准备 衣帽整洁，修剪指甲，洗手，戴口罩。

2.环境准备 洁净、安静、光线充足或有足够的照明，必要时屏风或拉窗帘遮挡。

3.用物准备（图13-1）

（1）治疗车上层：医嘱执行单、无菌治疗盘、2～5mL注射器、备用针头、棉签、安尔碘（或0.5%碘伏）、弯盘、砂轮、柴胡注射液、速干手消毒剂。

（2）治疗车下层：医疗垃圾桶、生活垃圾桶、锐器盒。

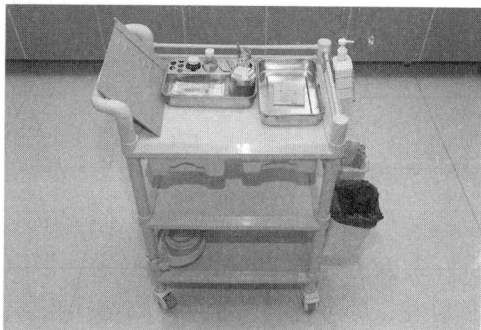

图 13-1

【操作过程】

1.按医嘱抽吸药液 严格执行查对制度和无菌操作原则（图13-2，图13-3）。

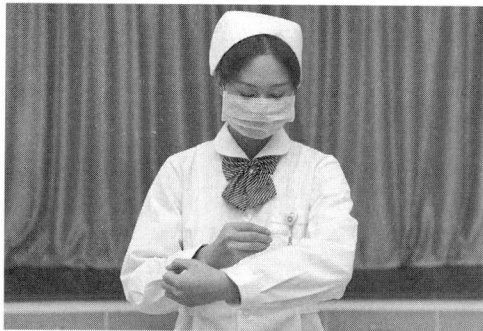

图 13-2

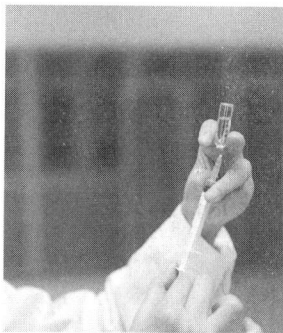

图 13-3

2.床边核对 携用物至床旁，核对病人床号、姓名、手腕带（图13-4）。

护士："您好！请问您的床号及名字？"

病人："1床，罗某。"

护士："您好！罗先生，我再看一下您的手腕带。"

病人："好的。"

护士："我现在要为您肌内注射了，您准备好了吗？"

病人："准备好了。"

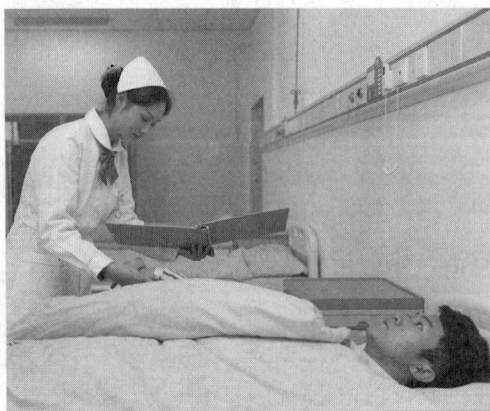

图 13-4

3. 安置体位　根据病人病情，采取侧卧位、俯卧位、仰卧位，按注射原则选择注射部位（图13-5）。

护士："罗先生，请您配合我取左侧卧位，上腿伸直，下腿弯曲，好吗？"

病人："好的。"

4. 定位　以"十字法或联线法"确定注射部位。

5. 消毒　用棉签蘸取安尔碘，以注射点为中心向外螺旋式消毒，直径在5cm以上，同法消毒两遍（图13-6）。

护士："现在我要为您消毒了，有点凉，是正常现象，请配合一下！"

病人："好的。"

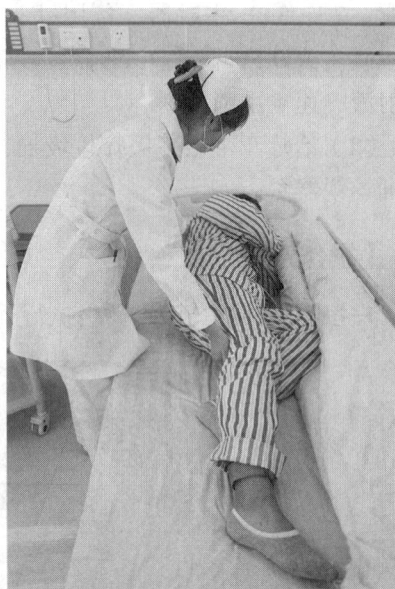

图 13-5

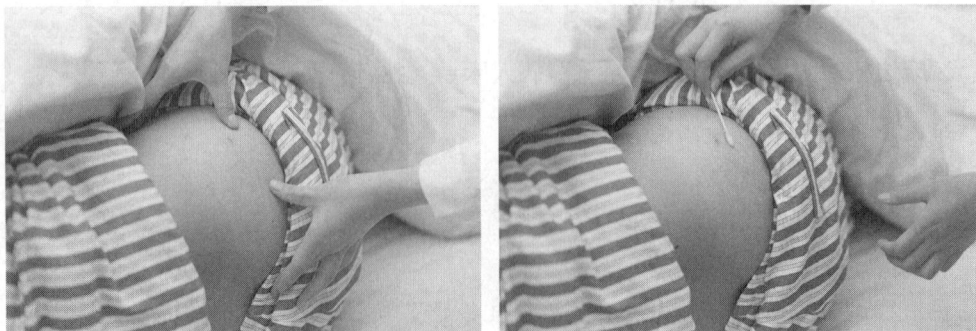

图 13-6

6.核对排气 操作中查对（图 13-7，图 13-8）。

护士："罗先生，现在我要为您注射了，有点疼，请保持不动好吗？"
病人："好的。"

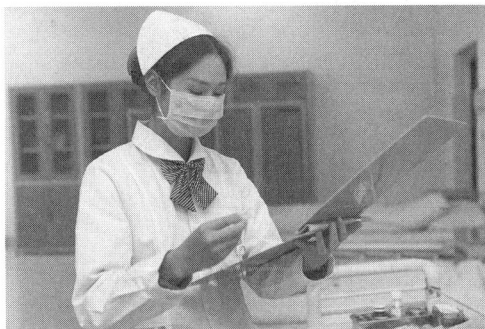

图 13-7

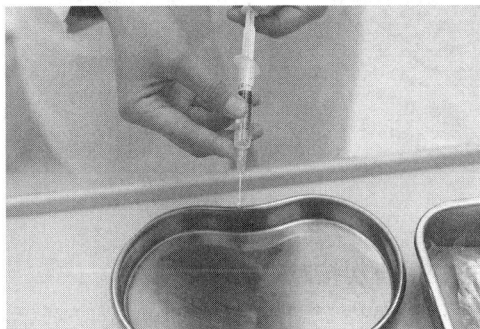

图 13-8

7.进针 左手拇指、食指绷紧局部皮肤，右手以执笔式持注射器，中指固定针栓，将针梗的 1/2～2/3 迅速垂直刺入皮肤。切勿将针头全部刺入，以防针梗从根部衔接处折断，难以取出（图 13-9）。

8.推药 松开绷紧皮肤的手，抽动活塞。如无回血，缓慢注入药液（图 13-10、图 13-11）。

护士："现在我要为您推药了，会有点胀，是正常现象，请配合一下！"
病人："好的。"

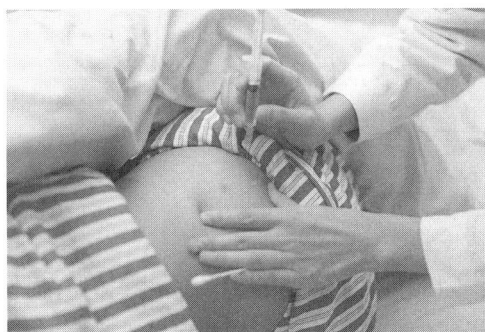

图 13-9

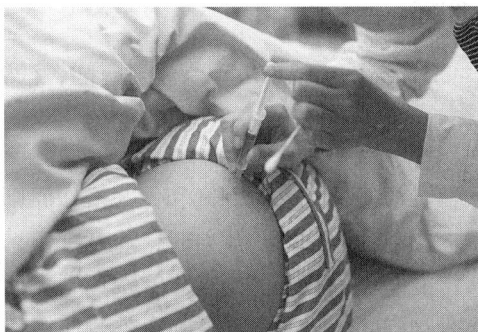

图 13-10

9.拔针、按压 注射完毕，用干棉签轻压进针处，快速拔针，按压片刻（图 13-12）。

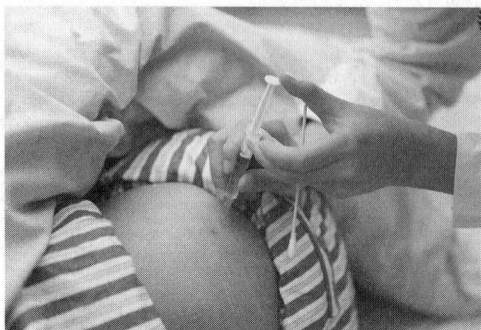
图 13-11

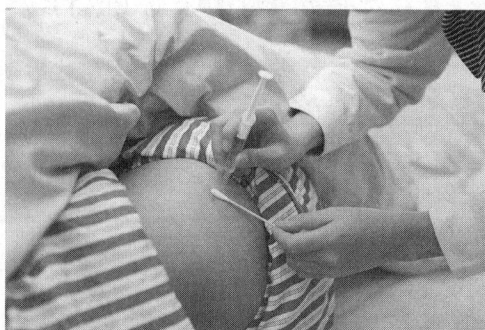
图 13-12

10. 再次核对　操作后查对。

11. 操作后处理　协助病人取舒适卧位，整理床单位；清理用物（图 13-13）。

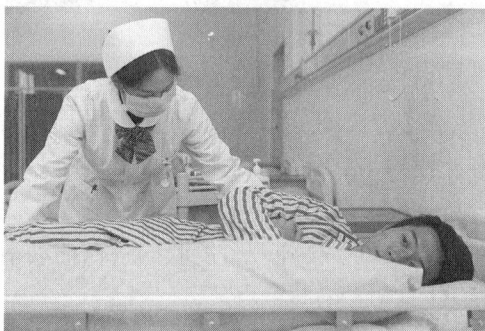
图 13-13

护士："罗先生，药物已经注射完了，谢谢您的配合，请问您有什么不舒服的地方吗？"

病人："没有。"

护士："那我协助您平卧吧？我把呼叫器放在您的枕边，如果有任何不舒服请按铃呼叫我，我也会随时巡视病房的，那您好好休息，我先回去清理用物。"病人："好的。"

12. 洗手、记录　记录注射时间，药物名称、浓度、剂量及病人反应等。

【注意事项】

1. 严格执行查对制度和无菌操作原则。

2. 两种药物同时注射时，注意配伍禁忌。

3. 对 2 岁以下婴幼儿不宜选用臀大肌注射，因其臀大肌尚未发育好，注射时有损伤坐骨神经的危险，最好选择股外侧肌、臀中肌和臀小肌注射。

4. 若针头折断，应先稳定病人情绪，并嘱病人保持原位不动，固定局部组织，以防断针移位，同时尽快用无菌血管钳夹住断端取出；若断端全部埋入肌肉，应速请外科医生处理。

5. 对需长期注射者，应交替更换注射部位，并选用细长针头，以避免或减少硬结的发生。如因长期多次注射出现局部硬结时，可采用热敷、理疗等方法予以处理。

项目十四 静脉输液法

实训目的

1. 补充水分及电解质，预防和纠正水、电解质及酸碱平衡紊乱。
2. 增加循环血量，改善微循环，维持血压及微循环灌注量。
3. 供给营养物质，促进组织修复，增加体重，维持正氮平衡。
4. 输入药物，治疗疾病。

教学目标

1. 能复述静脉输液的目的和注意事项。
2. 熟练进行静脉输液技术的操作。
3. 严格执行查对制度及无菌技术操作，操作中体现人文关怀。

王女士，34岁。因腹泻2天入院。护士遵医嘱进行静脉输液。

【评估】

1. 护士衣帽整洁，修剪指甲，洗手，戴口罩。
2. 接到医嘱，打印或转抄医嘱执行单，双人核对无误。
3. 携医嘱执行单至床旁。
4. 评估并解释：评估病人年龄、病情、意识状态及营养情况、心理状态及配合程度、穿刺部位的皮肤、血管情况及肢体活动度。向病人及家属解释静脉输液的目的、方法、注意事项及配合要点。

护士："您好！我是您的责任护士张某，能告诉我您的床号及名字吗？"

病人："1床，王某。"

护士："您好！王女士，我查看一下您的腕带。您现在感觉怎么样？"

病人："还是拉肚子。"

护士："请问您的年龄？"

病人："34岁。"

护士："由于您这两天腹泻，遵医嘱要给您进行静脉输液治疗，输入的液体是0.9%氯化钠溶液250mL。输液的目的是为了补充您之前腹泻丢失的水分和电解质，您能理解和配合吗？那您之前有输过吗？"

病人："有。"

护士："请问您对什么药物过敏吗？"

病人："没有。"

护士："请让我检查一下您穿刺部位的皮肤、血管状况及肢体活动度。请问您一会儿想在哪一侧手臂进行输液呢？"

病人："右手。"

护士："穿刺肢体活动度良好，穿刺部位皮肤完整无破损、无瘢痕，血管弹性良好。输液持续时间有些长，请问需要我协助您上卫生间吗？"

病人："不用。"

护士："好的，您稍作休息，我回治疗室准备好用物就过来。"

护士："病人意识状况良好，对答切题，营养状态较好，能主动配合。"

【操作前准备】

1. 护士准备 衣帽整洁，修剪指甲，洗手，戴口罩。

2. 环境准备 整洁、安静、舒适、安全。

3. 用物准备

（1）治疗车上层：治疗牌、输液记录单、输液贴、治疗盘、液体、输液器、棉签、安尔碘、弯盘或污物缸（治疗车上排气用）、止血带、小垫枕、一次性垫巾、速干手消毒剂。

（2）治疗车下层：医疗垃圾桶、生活垃圾桶、锐器盒、小塑料桶（存放污染止血带）。

【操作过程】

1. 核对并检查药物（图14-1）

（1）检查输液器包装完好性、型号、有效期等。

（2）核对医嘱，检查药名、浓度、剂量和有效期等，瓶口有无松动，瓶身有无裂痕；将输液瓶倒置，上下摇动，对光检查药液有无浑浊、沉淀及絮状物等。

2. 填写、粘贴输液贴：转抄输液贴倒贴于瓶身，开启药瓶中心部分，常规消毒瓶塞。

3. 插输液器：取出输液器持输液管及排气管针头插入瓶塞至针头根部，关紧调节器（图14-2）。

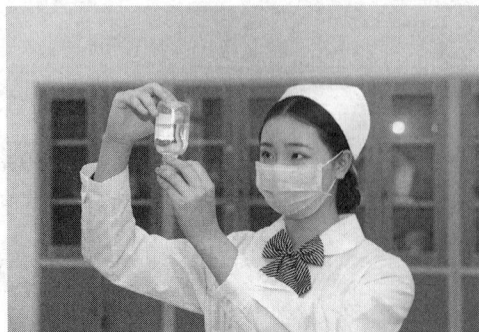

图14-1

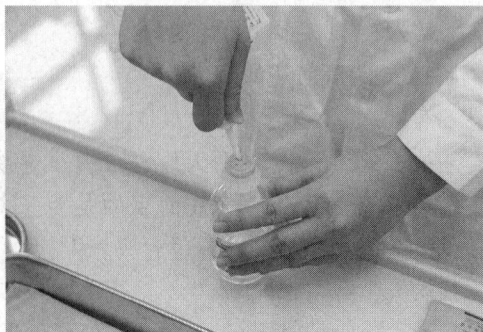

图14-2

4.核对病人：携用物到病人床旁，核对病人床号、姓名、床尾（头）卡、手腕带（图 14-3）。

护士："您好！请问您的床号及名字？"

病人："王某。"

护士："好的，我再核对一下您的手腕带。王女士，现在为您进行静脉输液，您准备好了吗？"

病人："准备好了。"

5.再次用速干手消毒剂洗手（图 14-4）。

6.排气：将输液瓶挂于输液架上。一手持输液管，一手倒置茂菲氏滴管，等液体流入滴管的 1/2 ～ 2/3 时，迅速转正茂菲氏滴管，待液体通过滤过器后立即关闭调节器，对光检查管道内有无气泡。将头皮针放入输液袋内，置于治疗盘中（图 14-5）。

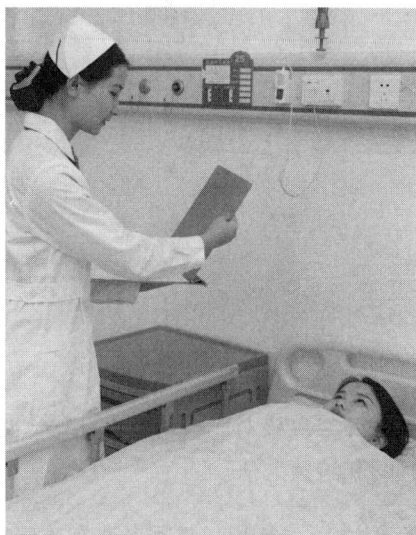

图 14-3

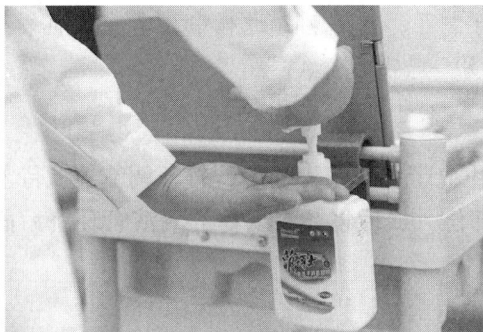

图 14-4

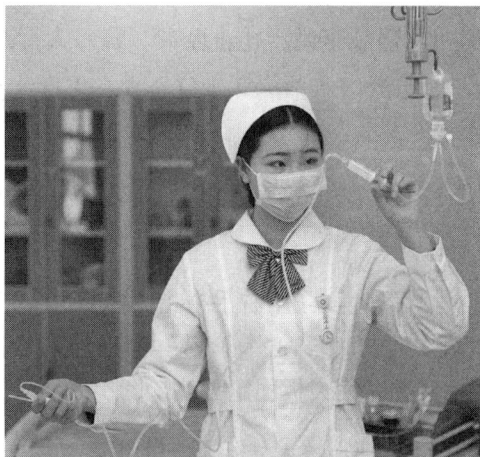

图 14-5

7.选择穿刺部位：协助病人取舒适卧位，将静脉小垫枕和治疗巾置于穿刺部位下方，扎止血带（穿刺点上 6 ～ 8cm），嘱病人握拳，选择静脉，松止血带（图 14-6）。

8.消毒皮肤：以穿刺点为中心螺旋式消毒，直径大于 5cm，待干，备胶布（图 14-7）。

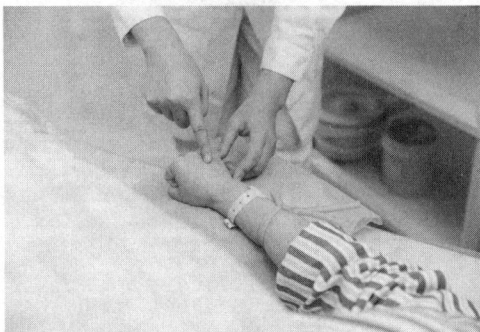

图 14-6

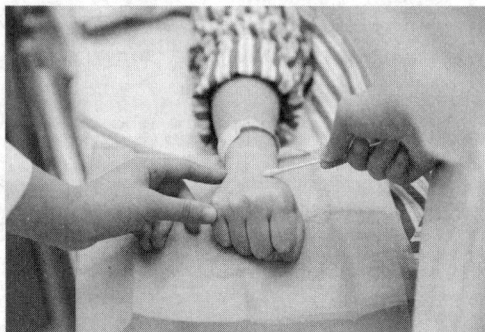

图 14-7

9. 二次核对：核对病人床号、姓名、手腕带，所用药液的药名、浓度、剂量及给药时间和给药方法。

护士："您好！请问您叫什么名字？"
病人："王某。"
护士："马上给您进行静脉输液的药液是 0.9% 氯化钠溶液 250mL。"
病人："好的。"

10. 静脉穿刺：扎止血带。嘱病人握拳。再次排气。取下护针帽，行静脉穿刺，见有回血后将针头与皮肤平行再进入少许（图 14-8）。

护士："王女士，现在我要给您进行静脉穿刺了，在穿刺的过程中会有些疼痛，但是能够忍受的，您有任何不舒服的话，请您举另一只手示意我。"
病人："好的。"

11. 固定：先用右手拇指固定针柄，松开止血带，嘱病人松拳，打开调节器。待液体滴入通畅时再使用输液贴固定针柄、针眼部位，最后将针头附件的输液管环绕后固定，必要时用夹板固定关节（图 14-9）。

护士："已经穿刺结束，请您轻轻松拳。"
病人："好的。"

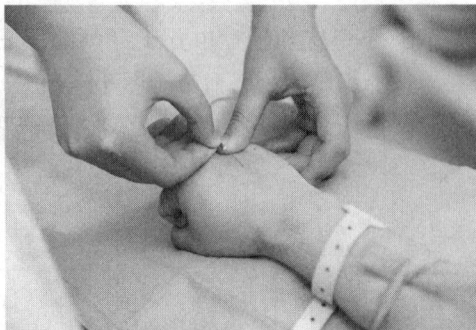

图 14-8

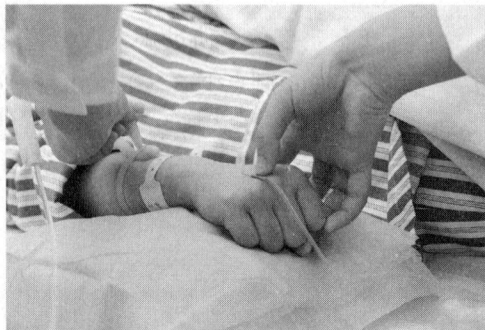

图 14-9

12. 调节滴速：根据医嘱、病情、年龄、药液的性质调节滴速（图 14-10）。一般成人 40 ～ 60 滴 / 分，儿童 20 ～ 40 滴 / 分。

13. 再次核对并签字：再次核对床号、姓名、手腕带、药物名称、浓度、剂量、给药时间和给药方法，并在输液记录单上记录输液时间，签全名，挂于输液架上（图 14-11）。

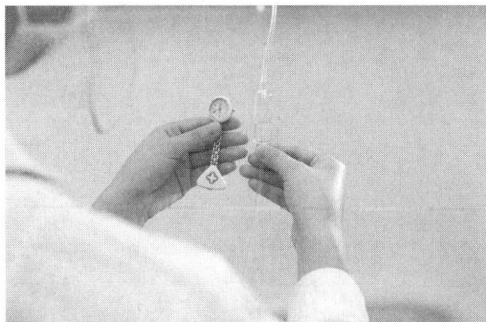

图 14-10

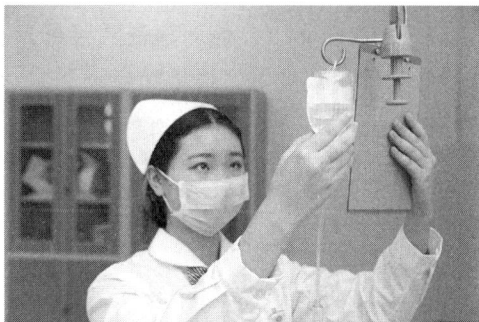

图 14-11

14. 交代输液注意事项。

护士："王女士，静脉输液操作已经结束。输液的滴数是根据您的病情调节的，请您和您的家人不要随意调节；输液的这只手臂请您不要过度活动，以免针头牵拉脱出。在输液过程中，如果您感到心慌胸闷、溶液不滴、输液部位有异常，请您及时告诉我。床头铃为您放于枕边，如有任何需要请按铃呼叫，我们也会随时巡视病房的。"

病人："好的。"

15. 操作后处理：撤去治疗巾，取出止血带和小垫枕，取舒适卧位，将呼叫器放置于病人易取处，整理用物，洗手，记录（图 14-12）。

16. 巡视病房：病人输液过程中巡视病房（图 14-13）。

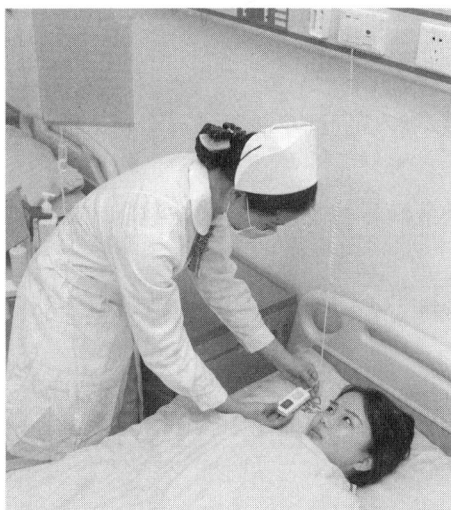

图 14-12

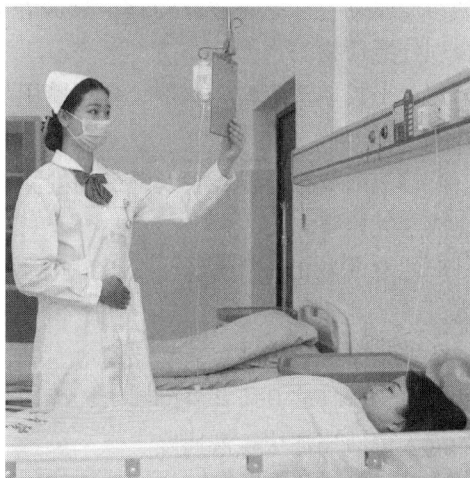

图 14-13

17. 输液完毕，拔除输液器：确认全部液体输入完毕后，关闭调节器，揭开输液贴，用无菌干棉签或无菌棉球轻压穿刺处上方，快速拔针。按压片刻至不出血为止（图14-14）。

护士："王女士，静脉输液已经结束了，我现在要给您拔针了，请您配合一下。"

[护士拔针]

护士："谢谢您的配合！您还有其他需要吗？"

病人："没有了。"

护士："好的，那您好好休息。如果有什么需要可以按床头铃，我们也会随时巡视病房的。谢谢您的配合！"

18. 整理床单位，协助病人取舒适体位，整理用物（图14-15）。

19. 洗手、记录：记录输液结束的时间、液体和药物滴入的总量，病人有无全身和局部反应。

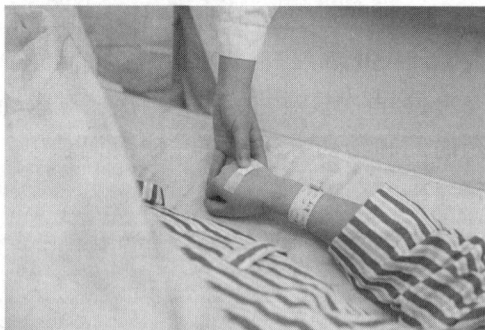

图 14-14

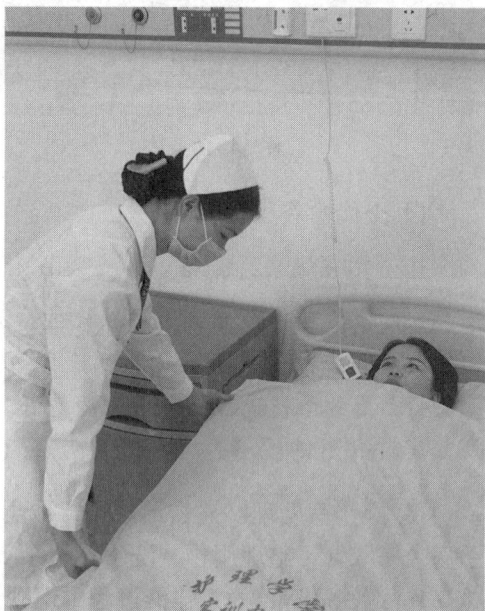

图 14-15

【注意事项】

1. 严格执行无菌操作及查对制度，预防感染及差错事故的发生。

2. 根据病情需要合理安排输液顺序，并根据治疗原则，按急、缓及药物半衰期等情况合理分配药物。

3. 对于长期输液者，保护、合理使用静脉，一般从远端小静脉进行穿刺（抢救时可例外）。

4. 输液前要排尽输液管及针头内的空气，药液滴尽前要及时更换输液瓶或拔针，严防造成空气栓塞。

5. 注意药物的配伍禁忌，对于刺激性或特殊药物，应在确认针头已刺入静脉内再输入。

6. 严格掌握输液速度。对于有心、肺、肾脏疾病的病人，老年病人、婴幼儿，以及输注高渗、含钾或升压药液的病人，要适当减慢输液速度。对于严重脱水且心肺功能良好的病人可适当加快输液速度。

7. 输液过程中要加强巡视，注意观察下列情况。

（1）滴入是否通畅，针头或输液管有无漏液，针头有无脱出、阻塞或移位，输液管有无扭曲、受压。

（2）有无溶液外渗，注射局部有无肿胀或疼痛。有些药物如甘露醇、去甲肾上腺素等外溢后会引起局部组织坏死，如发现上述情况，应立即停止输液并通知医生予以处理。

（3）密切观察病人有无输液反应，如病人出现心悸、畏寒、持续性咳嗽等情况，应立即减慢或停止输液，并通知医生，及时处理。

（4）每次观察巡视后，应做好记录（记录在输液巡视卡或护理记录单上）。

8.采用静脉留置针输液，要严格掌握留置时间。一般静脉留置针可以保留 3～5 天，最好不要超过 7 天。严格按照产品说明执行。

项目十五　静脉输血法

实训目的

补充血容量；纠正贫血；补充血浆蛋白；补充各种凝血因子和血小板；补充抗体、补体等血液成分；排除有害物质。

教学目标

1.能复述静脉输血的目的和注意事项。

2.熟练进行静脉输血技术的操作。

3.严格执行查对制度及无菌技术操作，操作中体现人文关怀。

病人王女士，36岁，周末开车携丈夫与女儿外出郊游，途中因车祸导致王女士外伤急诊入院，送治途中大量失血，需立即输血。护士接到医嘱，需给王女士输血浆（A型血）2个单位。护士遵医嘱对病人进行静脉输血。

【评估】

1.护士衣帽整洁，修剪指甲，洗手，戴口罩。

2.接到医嘱，打印或转抄医嘱执行单，双人核对无误。

3.携医嘱执行单至床旁。

4.评估并解释

（1）评估病人病情、治疗情况；血型、交叉配血结果、输血史及过敏史；病人心理状态及对输血相关知识的了解程度。

（2）评估穿刺部位皮肤、血管情况：根据病情、输血量、年龄选择静脉，避开破损、发红、硬结、皮疹等部位的血管。

（3）向病人及家属解释静脉输血的目的、方法、注意事项及配合要点。

护士："您好！我是您的责任护士张某，能告诉我病人的床号及名字吗？"

病人家属："1床，王某。"

护士："您好！王女士家属，我看一下病人的手腕带。"

护士："请问病人的年龄？"

病人家属："36岁。"

护士："由于病人现在失血量较大，遵医嘱要给病人进行静脉输血治疗，静脉输血就是将血液通过静脉输入体内的方法，请问以前病人进行过静脉输血吗？"

病人家属："没有。"

护士："请问病人的血型是？"

病人家属："A型血。"

护士："请问病人对什么药物过敏吗？"

病人家属："没有。"

护士："请让我检查一下病人穿刺部位的皮肤、血管状况及肢体活动度。一会儿我选择病人的右手进行输血可以吗？"

病人家属："可以。"

护士："穿刺肢体活动度良好，穿刺部位皮肤完整无破损、无瘢痕，血管弹性良好。"

护士："评估完毕，我先回治疗室准备好用物就过来。"

【操作前准备】

1. 护士准备　衣帽整洁，修剪指甲，洗手，戴口罩。

2. 环境准备　整洁、安静、舒适、安全。

3. 用物准备（图15-1）

（1）治疗车上层：治疗牌、交叉配血申请单、输液牌、输液贴、治疗盘、生理盐水、一次性输血器、棉签、安尔碘、弯盘或污物缸（治疗车上排气用）、止血带、小垫枕、垫巾、一次性手套、速干手消毒剂。

（2）治疗车下层：医疗垃圾桶、生活垃圾桶、锐器盒、小塑料桶（存放污染止血带）。

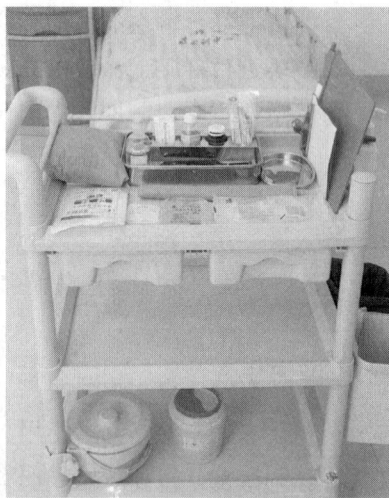

图15-1

【操作过程】

1. 携用物至床旁。

2. 再次核对。

护士："您好！请问您的家属叫什么名字？"

病人家属："王某。"

护士："我再核对一下病人的手腕带。王女士家属，现在我要为病人进行静脉输血了。"

病人家属："好的。"

3. 检查：与另一位护士一起再次核对病人床号、姓名、手腕带、年龄、住院号、病室/门急诊、血型、血液有效期、配血试验结果及保存血的外观（图15-2）。

4. 建立静脉通道：按静脉输液法建立静脉通道，输入少量生理盐水（图15-3）。

5. 摇匀血液：以手腕旋转动作将血袋内的血液轻轻摇匀（图15-4）。

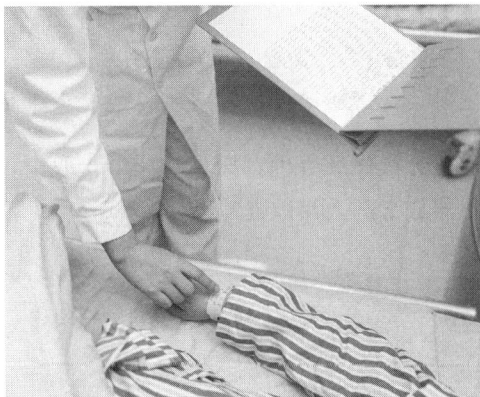

图 15-2

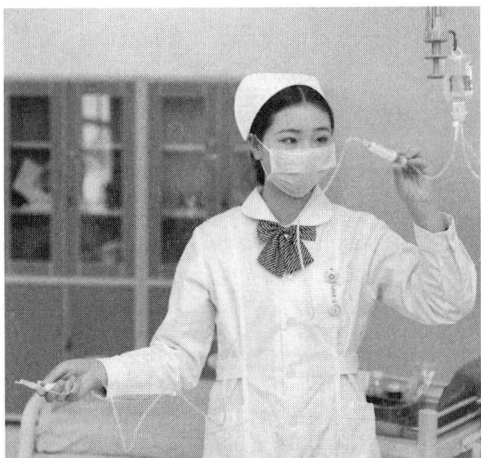

图 15-3

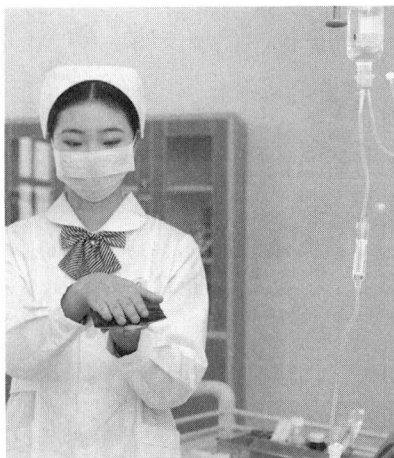

图 15-4

6. 连接血袋进行输血：戴手套，打开储血袋封口，常规消毒或用安尔碘消毒开口处塑料管，将输血器针头从生理盐水瓶上拔下，插入输血器的输血接口，缓慢将储血袋倒挂于输液架上（图15-5）。

7. 操作后查对：核对病人的床号、姓名、手腕带、年龄、住院号、病室/门急诊、血型、血液有效期、配血试验结果及保存血的外观。在输液牌上记录输血时间，签全名，挂于输液架上。

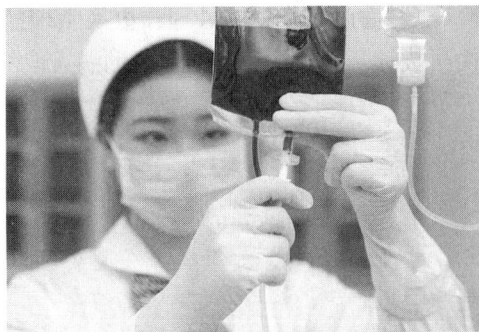

图 15-5

8. 调节滴数：开始滴数不超过 20 滴 / 分，观察 15 分钟后，如无不良反应后再根据病情和年龄调节滴数。成人一般 40 ～ 60 滴 / 分，儿童 20 ～ 40 滴 / 分（图 15-6）。

护士："王女士家属，输血的滴数已经调好了，请您不要随意调节输血滴数，如有任何不适请随时按铃呼叫，我们也会随时巡视病房的。"

9. 操作后处理：撤去治疗巾，取出止血带和小垫枕，安置卧位，取舒适体位，将呼叫器放于病人易取处（图 15-7）。

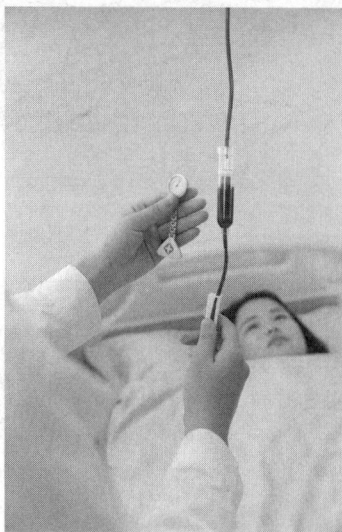

图 15-6

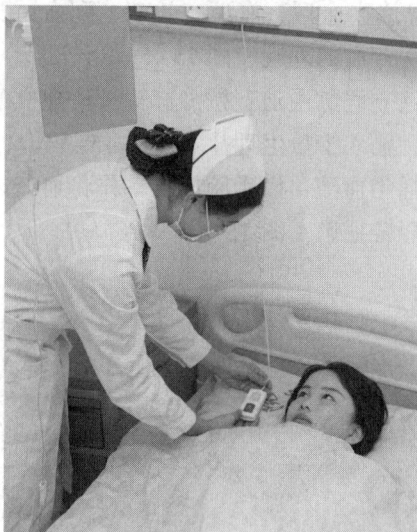

图 15-7

10. 交代输血注意事项。

护士："王女士家属，静脉输血已经输上，请在输血过程中不要活动他输血的肢体，有任何不适随时按铃呼叫，我们会定时巡视病房的。"

11. 巡视病房：病人输血过程中严密巡视，观察有无输血反应的征象。

12. 输血完毕后的处理：更换生理盐水进行滴注，直到输血器里的血液全部输入体内再拔针。交代注意事项，协助病人取舒适体位（图 15-8、图 15-9）。

护士："王女士的家属，静脉输血已经结束，我现在要为他拔针了。"

护士："请问还有其他需要吗？"

病人家属："没有了。"

护士："好的，如果有什么需要可以按床头铃，我们也会随时巡视病房的。谢谢您的配合！"

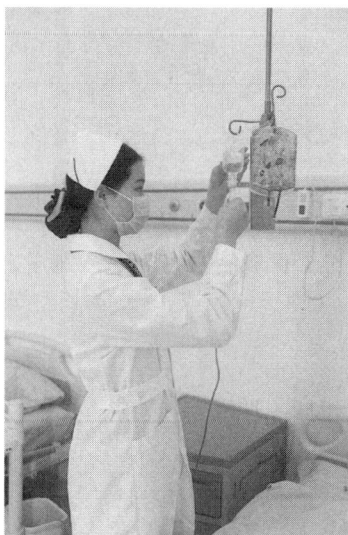

图 15-8

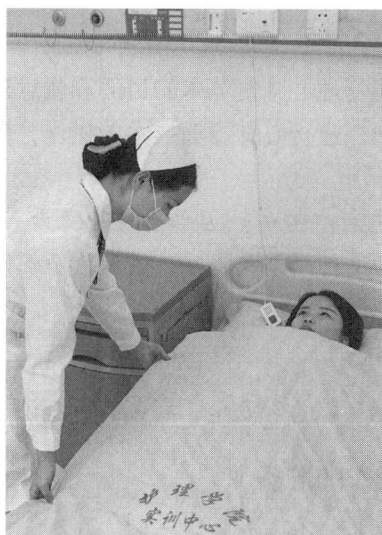

图 15-9

13. 整理床单位，协助病人取舒适体位，整理用物：正确处理用物，输血袋送至输血科保留 24 小时。

14. 洗手、记录：记录输血的时间、血量、血型、有无输血反应。

【注意事项】

1. 在取血和输血过程中，要严格执行无菌操作及查对制度。在输血前，一定要由两名护士根据需要查对的项目再次进行查对，避免差错事故的发生。

2. 输血前后及两袋血之间需要滴注少量生理盐水，以防发生不良反应。

3. 血液内不可随意加入其他药品，如钙剂、酸性及碱性药品、高渗或低渗液体，以防血液凝集或溶解。

4. 输血过程中，一定要加强巡视，观察有无输血反应的征象，并询问病人有无任何不适反应。一旦出现输血反应，应立即停止输血，并按输血反应进行处理。

5. 严格掌握输血速度，对年老体弱、严重贫血、心衰病人应谨慎，滴速宜慢。

6. 输完的血袋送回输血科保留 24 小时，以备病人在输血后发生输血反应时检查分析原因。

项目十六 心肺复苏术

实训目的

1. 通过实施基础生命支持技术，建立病人的循环、呼吸功能。

2. 保证重要脏器的血液供应，尽快促进心跳、呼吸功能的恢复。

教学目标

1. 能复述心肺复苏术的目的和注意事项。
2. 熟练进行心肺复苏技术的操作，操作中体现人文关怀。

王先生，50 岁。因心肌梗死急诊入院。入院时，病人昏迷，呼之不应，血压测不出，大动脉搏动消失，呼吸微弱、不规则，口唇发绀。医嘱：立即实施心肺复苏术。

【评估】

现场环境是否安全，病人有无意识、有无脉搏和自主呼吸。

【操作前准备】

1. 护士准备　衣帽整洁。

2. 用物准备　血压计 1 个、听诊器 1 个、无菌纱布数块、手电筒 1 个、弯盘 1 个、记录单 1 张、笔 1 支，必要时备按压板 1 个、脚踏凳 1 个。

3. 环境准备　宽敞、安全。

【操作过程】

1. 评估环境：确认现场环境安全（图 16–1）。

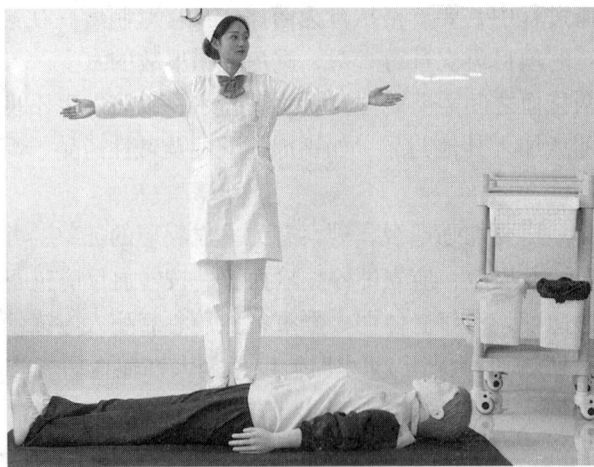

图 16–1

2. 判断意识：抢救者站或跪于病人一侧，双手轻拍病人肩膀，在病人双侧耳边大声呼唤，判断病人有无意识。口述判断结果（图 16–2）。

抢救者："先生，您怎么了？先生，您醒醒！"
抢救者："病人无意识。"

3. 启动应急反应系统：（请他人帮忙拨打 120 或通知医生）取急救用品、自动体外除颤仪（AED），记录抢救开始时间（图 16-3）。

抢救者："请通知医生抢救，推抢救车和除颤仪。记录抢救开始时间，某时某分。"

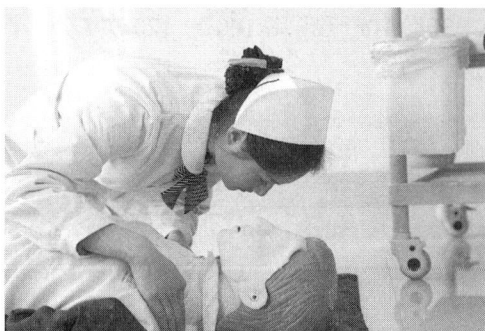

图 16-2

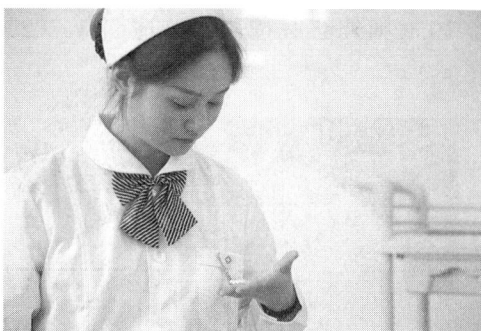

图 16-3

4. 检查大动脉搏动和呼吸：右手食指和中指并拢，触及病人气管正中部，男性可先触及喉结，旁开两指，至胸锁乳突肌前缘凹陷处，触摸颈动脉搏动，时间 5～10 秒（图 16-4）。

抢救者："1001、1002、1003、1004……1010"。
［同时抢救者面颊靠近病人口鼻，眼睛看向病人胸廓判断有无起伏。口述判断结果］
抢救者："病人颈动脉搏动消失、自主呼吸消失。"

5. 启动复苏
（1）如没有正常呼吸，有脉搏，给予人工呼吸，每 5～6 秒 1 次，或 10～12 次 / 分。
（2）没有呼吸（或仅有喘息）、无脉搏，启动心肺复苏。
6. 摆放体位：迅速安置病人仰卧于硬板床或地上，如卧于软床上，应去枕、头后仰，撤去被子，肩背下垫心脏按压板，解开衣领口、领带、围巾及腰带（图 16-5）。

抢救者："病人双手置于身侧，头、颈、躯干呈一直线，身体无扭曲。"

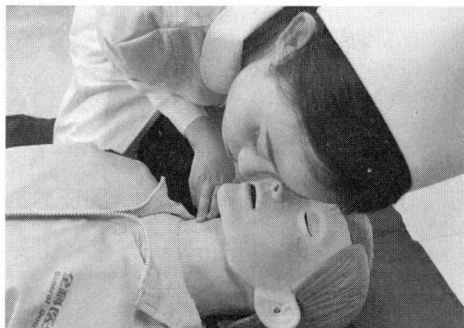

图 16-4

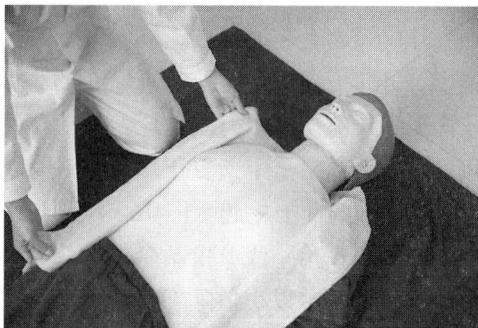

图 16-5

7. 胸外心脏按压：护士站或跪于病人一侧，左手掌根部置于胸骨中线与两乳头连线中点，右手以掌根部为轴心叠于下手掌背上，双手重叠，十指交叉相扣，手指翘起不触及胸壁。双肘关节伸直，依靠操作者的体重、肘及臂力，有节律地垂直向下按压，深度 5～6cm（成人），然后迅速放松，放松时手掌根不离开胸壁，使胸廓充分回弹。进行 30 次胸外心脏按压，口述"01、02、03……30"，按压频率 100～120 次 / 分（图16-6）。

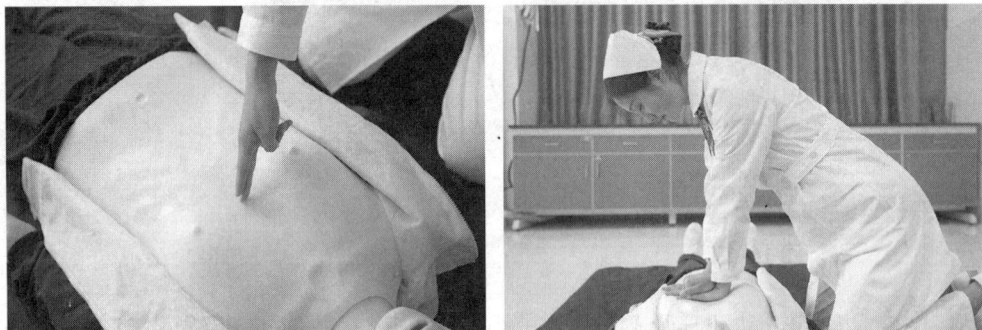

图 16-6

8. 开放气道：检查病人颈部无损伤，将病人头偏向一侧，清除病人口腔分泌物、异物，有义齿者取下义齿，开放气道（图 16-7）。

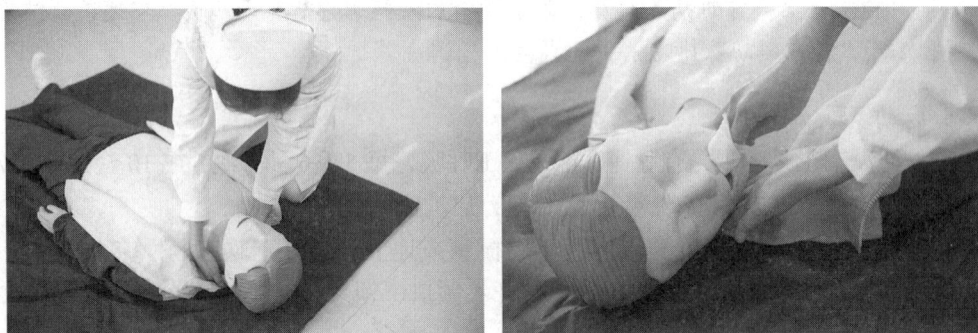

图 16-7

开放气道有 3 种方式。

（1）仰头提颏法：抢救者一手的小鱼际置于病人前额，用力向后压使其头部后仰，另一手食指、中指置于病人下颌骨下方，将颏部向前上抬起（图 16-8）。

（2）仰头抬颈法：抢救者一手抬起病人颈部，另一手以小鱼际部位置于病人前额，使其头后仰，颈部上托。头颈部损伤病人禁用。

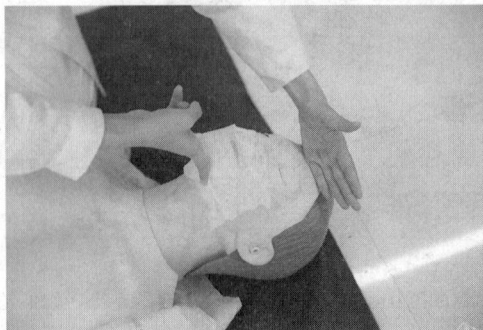

图 16-8

（3）双下颌上提法：抢救者双肘置于病人头部两侧，双手示、中、无名指放在病人下颌角后方，向上或向后抬起下颌。本法适用于怀疑有颈部损伤的病人。

9. 人工呼吸：进行人工呼吸 2 次，频率 5 ～ 6 秒 / 次，或 10 ～ 12 次 / 分。人工呼吸有 3 种方式。

（1）口对口人工呼吸：在病人口鼻盖一单层纱布或隔离膜，抢救者用保持病人头后仰的拇指和食指捏住病人鼻孔，双唇包住病人口鼻，不留空隙，吹气，使胸廓扩张（图16-9）。吹气毕，松开捏鼻孔的手，抢救者头稍抬起，侧头换气，观察胸部复原情况（图 16-10）。

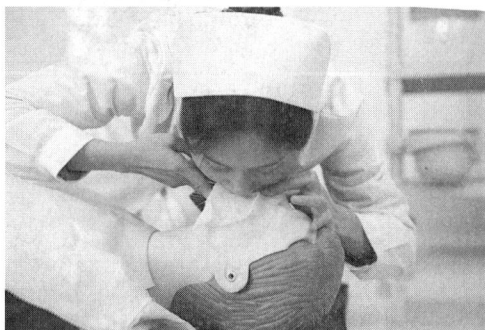

图 16-9

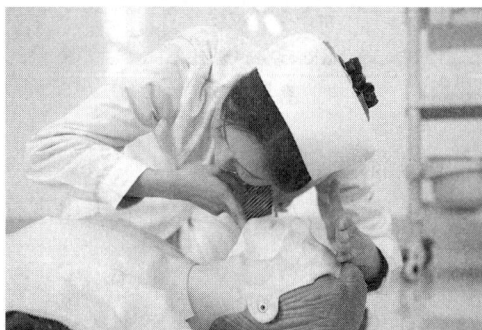

图 16-10

（2）口对鼻人工呼吸：用仰头抬颏法开放气道，同时抢救者用举颏的手将病人口唇闭紧，双唇包住病人鼻部吹气，吹气方法同上。本法用于口腔严重损伤或牙关紧闭的病人。

（3）口对口鼻人工呼吸：抢救者双唇包住病人口鼻部吹气。本法适用于婴幼儿。

10. 继续进行 30 次胸外心脏按压和 2 次人工呼吸。

11. 5 个循环后判断复苏效果。

（1）再次触摸颈动脉搏动 5 ～ 10 秒。

抢救者："1001、1002、1003、1004……1010。"

（2）判断颈动脉搏动的同时判断呼吸（图 16-11）。

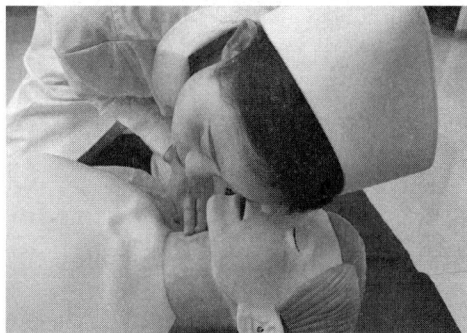

图 16-11

（3）取手电筒观察病人双侧瞳孔大小、对光反应（图 16-12）。

（4）观察面色、口唇、甲床等颜色是否由发绀转为红润（图 16-13）。

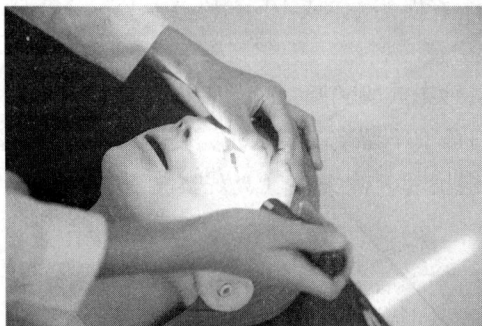

图 16-12

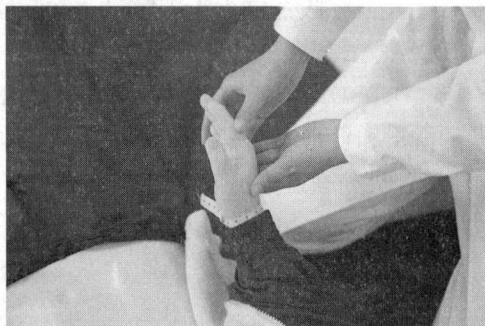

图 16-13

（5）测量血压（图 16-14）。

（6）观察病人意识，肢体有无出现挣扎或反射。

抢救者："病人大动脉搏动恢复，自主呼吸恢复，血压 60mmHg 以上；口唇、面色、甲床等颜色由发绀转为红润；瞳孔随之缩小，出现对光反应；昏迷变浅、出现反射。"

抢救者："刚才您出现了短暂的意识丧失，经过抢救您的病情暂时平稳。请您别担心，我们会一直陪在您的身边。"

12.复苏后处理：口述复苏有效，记录抢救结束时间。整理病人衣物，协助病人头偏向一侧，给予复苏后监护，口述尽早开展高级生命支持（图 16-15）。

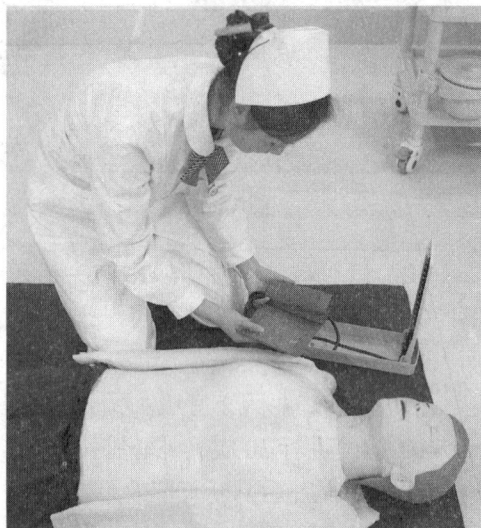

图 16-14

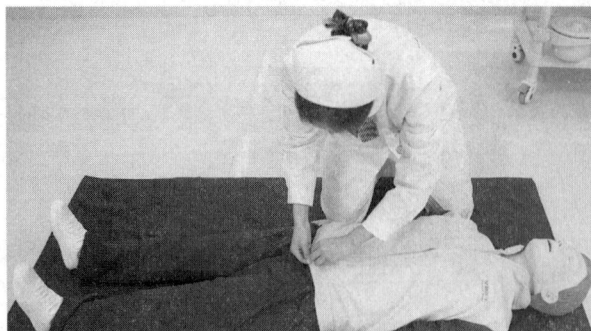
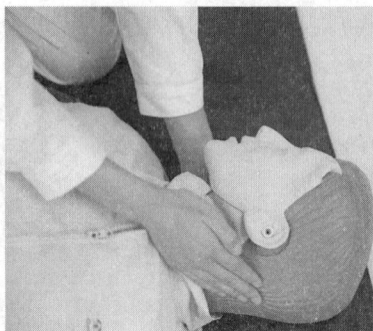

图 16-15

13.整理用物，洗手，记录。

【注意事项】

1. 在发现无呼吸或不正常呼吸（喘息样呼吸）的心脏骤停成人病人，应立即启动紧急救护系统，立即进行 CPR。

2. 按压部位要准确，用力合适，防止胸骨、肋骨骨折。严禁按压胸骨角、剑突下及左右胸部。按压要适度，深度为成人 5～6cm，儿童大约 5cm，婴儿 4cm，儿童和婴儿至少为胸部前后径的 1/3。尽可能减少按压中的停顿。为避免心脏按压时呕吐物逆流至气管，病人头部应适当放低并略偏向一侧。

3. 单一施救者应先开始胸外心脏按压，然后再进行人工呼吸，心脏按压和呼吸比为 30∶2；双人施救：成人 30∶2，婴儿和儿童 15∶2。

4. 按压频率为 100～120 次 / 分，人工呼吸 10～12 次 / 分。

项目十七　洗胃法

实训目的

1. 解毒：清除胃内毒物及刺激物，减少毒物吸收，还可利用不同灌洗液中和解毒，用于急性食物中毒或者药物中毒。服毒后 4～6 小时内洗胃最有效。

2. 减轻胃黏膜水肿：幽门梗阻病人饭后常有滞留现象，引起上腹胀满、不适、恶心、呕吐等症状，通过洗胃可减轻潴留物对胃黏膜的刺激，减轻胃黏膜水肿及炎症。

教学目标

1. 能复述洗胃的目的及其注意事项。

2. 熟练进行洗胃技术的操作。

3. 严格执行查对制度及无菌技术操作，操作中体现人文关怀。

病人张某，女，28 岁，因夫妻发生剧烈争吵，服乐果自杀，服药后 15 分钟被发现，立即送往我院抢救。

【评估】

1. 护士衣帽整洁，修剪指甲，洗手，戴口罩。

2. 接到医嘱，打印或转抄医嘱执行单，双人核对无误。

3. 携医嘱执行单至床旁。

4. 评估并解释

（1）评估病人年龄、病情、医疗诊断、意识状态、生命体征等；口鼻黏膜有无损伤，有无活动义齿；心理状态及对洗胃的耐受能力、合作程度、知识水平、既往经验等。

（2）向病人及家属解释洗胃的目的、方法、注意事项及配合要点。

护士:"您好! 我是您的责任护士陈某,能告诉我您的床号及姓名吗?"

病人:"1 床,张某。"

护士:"张女士,我看一下您的手腕带。"

[核对病人手腕带,检查床头(尾)卡]

护士:"谢谢您的配合,您现在感觉怎么样? 请让我检查一下您口鼻腔黏膜并为你测量生命体征。"

病人:"好的。"

[护士一手持手电筒,一手持压舌板,检查病人口腔情况;一手持棉签,检查病人鼻腔情况,并为病人测量生命体征]

护士:"您的口鼻腔黏膜无损伤,生命体征平稳,遵医嘱我将为您进行洗胃,您可以配合吗? "

病人:"可以。"

护士:"您先休息一下,我去准备用物。"

病人:"好的。"

【操作前准备】

1. 护士准备 衣帽整洁,修剪指甲,洗手,戴口罩。

2. 环境准备 安静、整洁、光线明亮、温度适宜。

3. 病人准备 了解洗胃的目的、方法、注意事项及配合要点,取舒适体位。

4. 用物准备 根据不同的洗胃方法进行用物准备。

(1) 口服催吐法:①治疗盘内:量杯、压舌板、水温计、弯盘、防水布。②水桶: 2 只,分别盛放洗胃液、污水。③洗胃溶液:根据医嘱及毒物性质准备洗胃溶液,一般用量为 10000 ~ 20000mL,将洗胃溶液温度调节到 25 ~ 38℃范围内。

(2) 电动洗胃机:①治疗盘内:洗胃包(内有胃管、镊子、纱布或者使用一次性胃管)、防水布、治疗巾、检验标本容器或试管、量杯、水温计、压舌板、弯盘、棉签、50mL 注射器、听诊器、手电筒、液体石蜡、胶布,必要时备开口器、牙垫、舌钳放于治疗碗内。②水桶:2 只,分别盛放洗胃液、污水。③洗胃溶液:根据医嘱及毒物性质准备洗胃溶液,一般用量为 10000 ~ 20000mL,将洗胃溶液温度调节到 25 ~ 38℃范围内。④洗胃设备:全自动洗胃机(图 17-1)。

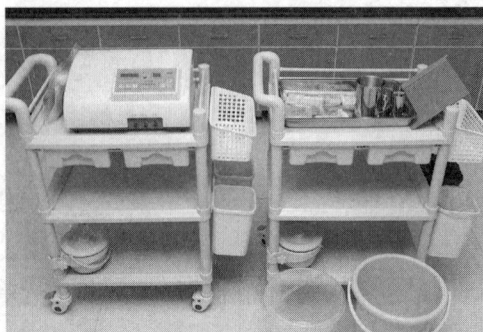

图 17-1

【操作过程】

（一）口服催吐法洗胃

本法适合服毒量少的清醒合作病人。

1. 核对：携用物至病人床旁，核对病人床号、姓名、腕带及洗胃溶液（图 17-2）。

护士："您好！请告诉我您的床号及姓名。"
病人："1 床，张某。"
护士："张女士，我看一下您的手腕带。"
[核对病人手腕带，检查床头（尾）卡]
护士："张女士，现在我要为您洗胃了，您准备好了吗？"
病人："准备好了。"

病人神志清楚、合作，服毒量少，适用于口服催吐法。

2. 准备体位：协助病人坐位（图 17-3）。

护士："张女士，我协助您坐在床尾椅上，好吗？"
病人："好的。"

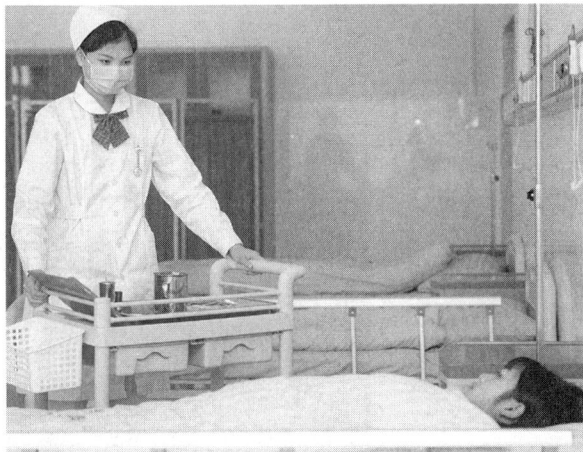

图 17-2

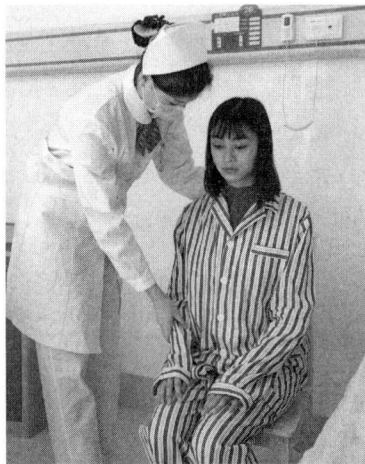

图 17-3

3. 为病人围好垫巾，置污物桶于病人前（图 17-4）。

护士："张女士，我帮您围好垫巾，请您不要取下，以免污染衣物。"
病人："好的。"

4. 自饮灌洗液：指导病人每次饮液量 300～500mL（图 17-5）。

护士："张女士，我将为您进行操作了，请再次告诉我您的床号及姓名。"

病人："1 床，张某。"

护士："张女士，我看一下您的手腕带。"

[核对病人手腕带，检查床头（尾）卡]

护士："请您将灌洗液喝下去，每次的饮液量 300 ～ 500mL。"

病人："好的。"

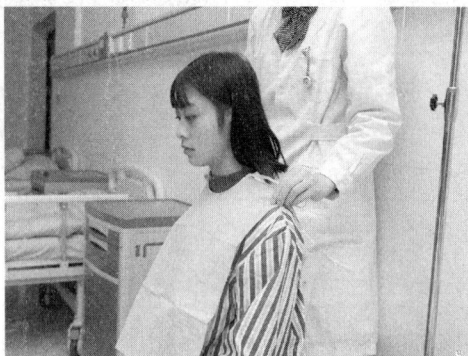

图 17-4

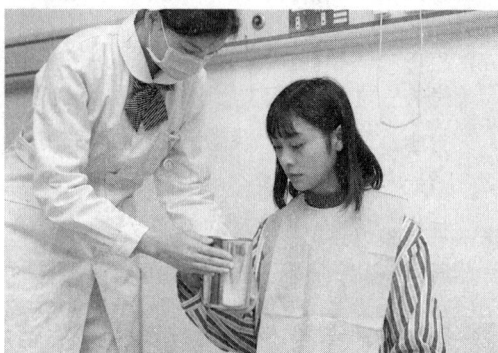

图 17-5

5. 催吐：自呕或（和）用压舌板刺激舌根催吐（图 17-6）。

护士："张女士，您能自己呕吐吗？不行的话我协助您吧！"

病人："请你协助我吧。"

护士："好的，我现在用压舌板刺激您的舌根，有呕吐的感觉请您举手示意我，可以吗？"

6. 反复自饮、催吐，直至吐出的灌洗液澄清无味。

护士："张女士，您的呕吐物已经澄清无味了，您现在感觉怎么样？"

病人："很好，感觉舒服多了。"

护士："张女士，操作已经结束，请再次告诉我您的床号及姓名。"

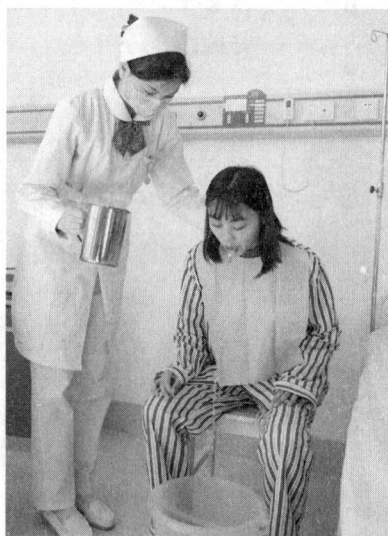

图 17-6

病人："1 床，张某。"

护士："张女士，我再核对一下您的手腕带。"

[核对病人手腕带，检查床头（尾）卡]

护士："谢谢您的配合！您还有其他需要吗？"

病人："没有了。"

护士："好的，那您好好休息。如果有什么需要可以按床头铃，我们也会随时巡视病房的。谢谢您的配合！"

（二）电动洗胃机洗胃

1. 操作前检查 机器通电，检查机器功能完好，并连接各种管道（图17-7）。

2. 插胃管 用液体石蜡润滑胃管前端，润滑插入长度的1/3；插入长度为前额发际至胸骨剑突的距离，由口腔插入55～60cm；检测胃管位置；通过3种检测方法确定胃管确实在胃内；用胶布固定（图17-8）。

护士："张女士，我将为您进行操作了，请再次告诉我您的床号及姓名。"

病人："1床，张某。"

护士："张女士，我看一下您的手腕带。"

[核对病人手腕带，检查床头（尾）卡]

护士："张女士，现在我要为您插胃管，胃管到咽喉部会有恶心呕吐的感觉，请您听我口令，配合我做吞咽动作，可以吗？"

病人："好的。"

[插管至10～15cm，嘱病人做吞咽动作]

护士："如果在插管过程中有任何不适，请您举手示意我，好吗？来，1、2、3、吞，1、2、3、吞……现在插管已经结束，谢谢您的配合！"

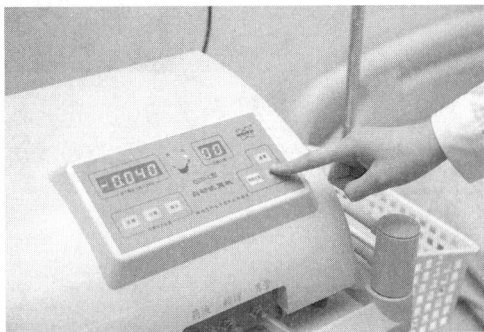

图 17-7

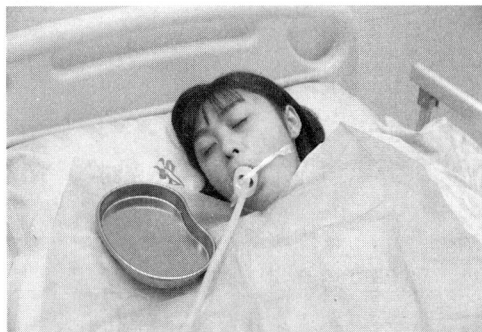

图 17-8

3. 连接洗胃管 将已配好的洗胃液倒入水桶内，药管的另一端放入洗胃液桶内，污水管的另一端放入空水桶内，胃管的另一端与插好的胃管相连，调节药量速度。药管口必须始终浸没在洗胃液的液面下（图17-9）。

护士："现在我为您连接洗胃管，如果在洗胃过程中有任何不适，请您举手示意我，谢谢您的配合！"

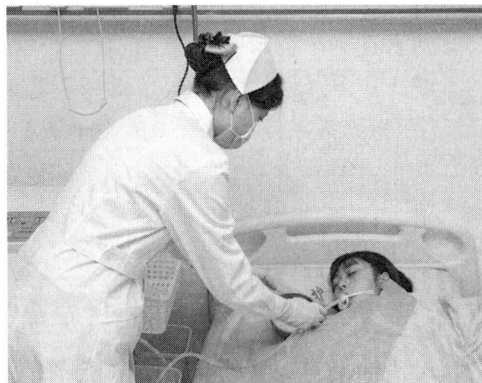

图 17-9

4. 吸出胃内容物 按"手动"键，吸出物送检；再按"自动"键，机器即开始对胃进行自动冲洗，直至洗出液澄清无味为止。冲洗时"冲"灯亮，吸引时"吸"灯亮。

5. 观察 洗胃过程中，随时注意洗出液的性质、颜色、气味、量，以及病人面色、脉搏、呼吸和血压的变化。如病人有腹痛、休克，洗出液呈血性，应立即停止洗胃，采取相应的急救措施（图 17-10）。

护士："您有没有头晕、腹痛等症状？"

[病人摇头]

护士："病人生命体征平稳，无任何不适症状。"

6. 拔管 洗毕，反折胃管、拔出。防止管内液体误入气管（图 17-11）。

护士："您的洗胃液已经澄清，现在我将为您拔管，谢谢您的配合！"

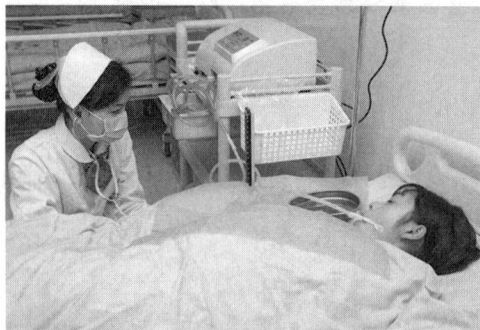

图 17-10

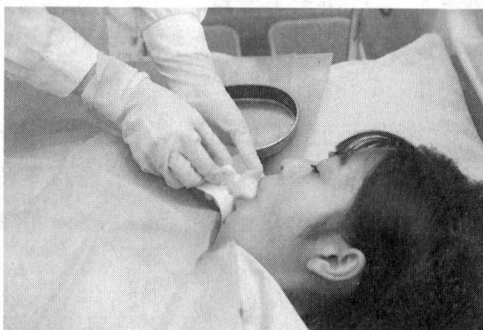

图 17-11

7. 整理 协助病人漱口、洗脸，帮助病人取舒适卧位，整理床单位，清理用物。

护士："我协助您漱口、洗脸。"

病人："好的。"

护士："您现在的卧位还舒适吗？需要我协助您调整吗？"

病人："不需要调整。"

护士："张女士，操作已经结束，请再次告诉我您的床号及姓名。"

病人："1 床，张某。"

护士："张女士，我再次核对一下您的手腕带。"

[核对病人手腕带，检查床头（尾）卡]

护士："谢谢您的配合！您还有其他需要吗？"

病人："没有了。"

护士："好的，那您好好休息。如果有什么需要可以按床头铃，我们也会随时巡视病房的。谢谢您的配合！"

8. 清洁 自动洗胃机三管（药管、胃管、污水管）同时放入清水中，按"清洗"

键，清洗各管腔后，将各管同时取出，待机器内完全排尽后，按"停机"键关机。

9. 记录　灌洗液的名称、量，洗出液的颜色、气味、性质、量，病人的全身反应。

【注意事项】

1. 急性中毒病人应迅速采取口服催吐法，必要时进行洗胃，以减少毒物的吸收。洗胃插管时动作要轻柔，切勿损伤黏膜或误入气道。

2. 当中毒物不明时，应先抽出胃内容物送检，然后选择温开水或生理盐水洗胃。

3. 吞服了强酸或强碱等腐蚀性毒物的病人，禁忌洗胃，以免造成穿孔。可给予牛奶、豆浆、蛋清水，以保护胃黏膜。待病情稳定后，再给予对抗剂。

4. 洗胃过程中要严密观察病人的病情，如有血性液体洗出或出现休克、腹痛等现象，应立即停止洗胃。每次灌入量不宜太多，以免造成窒息或急性胃扩张。

5. 幽门梗阻的病人洗胃应在餐后 4～6 小时或睡前进行，应记录胃内潴留量，以了解梗阻情况，供补液参考。胃内潴留量＝洗出液－灌入量。

6. 洗胃时动作要轻柔，负压不可过大，以免造成食管和胃黏膜的损伤。

7. 小儿洗胃灌入量不宜太多，婴幼儿每次以 100～200mL 为宜。小儿胃呈水平位，插管不宜太深，动作要轻柔，对患儿要稍加约束或适当给予镇静药。

8. 对有自杀倾向的病人，要做好心理护理及安全防范工作，防止再次发生意外。

9. 及时准确记录灌注液的名称、液量、洗出液量及颜色、气味等。

10. 保证洗胃机性能处于备用状态。

项目十八　心电监测

实训目的

监测病人的心率、心律变化，初步分析心律失常的类型及原因。

教学目标

1. 能复述心电监测的注意事项。
2. 熟练进行心电监测技术的操作。
3. 严格执行查对制度，操作中体现人文关怀。

刘先生，68 岁。因"高血压Ⅲ级，伴室性期前收缩"入院。护士遵医嘱给予心电监测。

【评估】

1. 护士衣帽整洁，修剪指甲，洗手，戴口罩。
2. 护士至床旁，核对床号、床头卡，询问病人姓名。

3. 评估并解释：评估病人病情、意识状态及皮肤、肢体、指甲状况，对清醒病人告知监测目的及方法。

4. 确认监护仪处于完好备用状态。

5. 评估周围环境：温湿度适宜、光线适中，病人周围无电磁波干扰

护士："您好！我是您的责任护士苏某，能告诉我您的床号及名字吗？"

病人："1床，刘某。"

护士："您好！刘先生，请让我看一下您的手腕带。"

［核对床尾（头）卡］

护士："根据医嘱，一会儿将由我来为您进行心电监测。通过这项操作能监测您的心率、血压的变化，同时为您测量血压和血氧饱和度。这是心血管内科的常见操作，您不必紧张。"

病人："好的。"

护士："请问您对酒精过敏吗？"

病人："没有。"

护士："请让我检查一下您的双上肢皮肤和指甲情况，请您像我这样活动双上肢。"

［护士检查双上肢皮肤、指甲及双上肢活动情况］

护士："一会儿我们将通过您的右侧上肢测量血压，左侧手食指测量血氧饱和度，您看可以吗？"

病人："好的。"

护士："那请您稍等，我去准备一下用物。"

【操作前准备】

1. 护士准备　衣帽整洁，修剪指甲，取下手表、饰物。

2. 环境准备　清洁、宽敞，无电磁干扰。

3. 用物准备　心电监护仪、导联线、电极片、治疗盘、75%酒精棉球、清洁纱布、医疗垃圾筒、护理记录单、治疗车、洗手液（图18-1）。

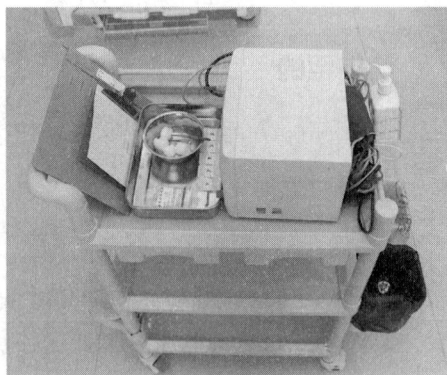

图 18-1

【操作过程】

1. 携用物至病人床旁。

2. 再次核对：病人床号、姓名、床尾（头）卡、手腕带（图18-2）。

护士："您好！请问您的床号及名字？"

病人："1床，刘某。"

护士："来，我再核对一下您的手腕带。"

[护士核对病人的手腕带]

"刘先生，现在我要为您进行心电监测了，您准备好了吗？"

病人："准备好了。"

3.体位：协助病人平卧或根据病情选择适合体位。

护士："王先生，请问您这样躺着舒服么？"
病人："舒服。"

4.安装电极片（图18-3）

（1）连接监护仪电源并启动，连接电极片。

（2）协助病人取平卧位，暴露胸部，清洁病人皮肤。

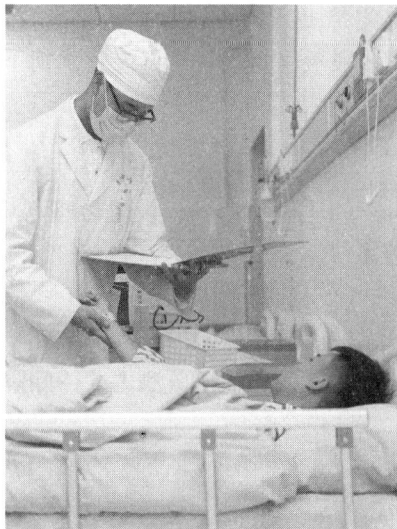

图18-2

护士："刘先生，我先为你擦拭下皮肤然后粘贴电极片，如果有不舒服的地方，请您告诉我。"

病人："好的。"

（3）粘贴电极片于病人身体正确部位：①右上（RA）：右锁骨中线第一肋间。②左上（LA）：左锁骨中线第一肋间。③右下（RL）：右锁骨中线剑突水平处。④左下（LL）：左锁骨中线剑突水平处。⑤胸导（C）：胸骨左缘第四肋。

5.正确安装血压袖带（图18-4）。

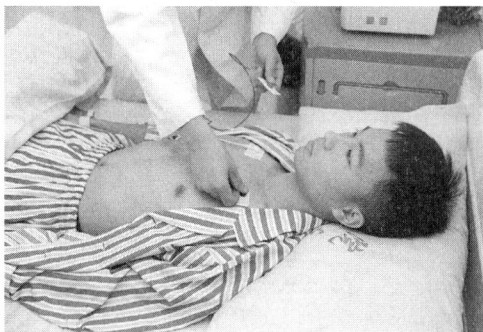

图18-3

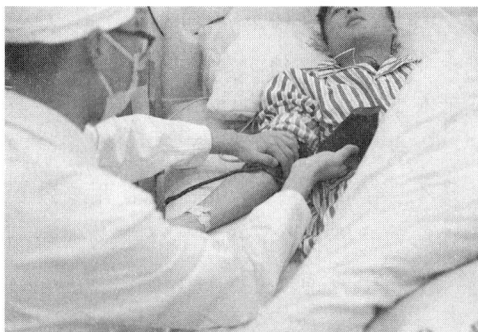

图18-4

护士："刘先生，接下来为您连接血压计袖带，测压过程中会有些紧，是正常的，您不必紧张，根据医嘱，每隔1小时会为您测量1次。"

病人："好的。"

6.正确安装血氧饱和度指套（图18-5）。

护士:"刘先生,血氧指套已经为您连接完毕,可能手指会有些不适,我们会定期帮您更换手指,请您不要随意摘下,好吗?"

病人:"好的。"

7. 监护仪设置(图 18-6)

(1)调整参数:设置合理心电监测指标(HR、R、BP、SpO$_2$)报警界限,打开报警系统。

(2)选择清晰的导联。

(3)调整振幅。

(4)调整血压监测方式、间隔时间。

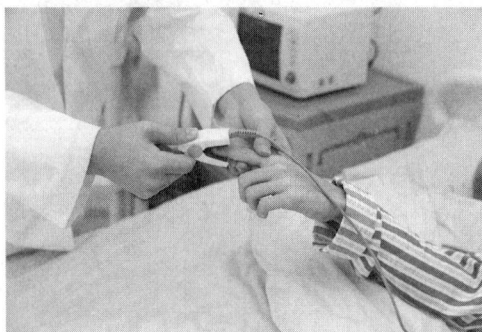

图 18-5

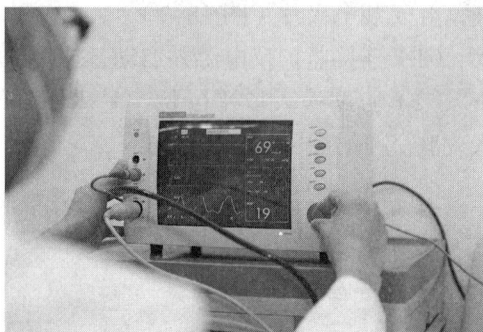

图 18-6

8. 协助整理、记录并处理用物(图 18-7)。

护士:"刘先生,我已经为您调整好参数,请您不要自行随意调节,您的心率是 92 次/分,血压是 183/112mmHg,血氧饱和度是 96%,心电图显示有室性期前收缩。您不用担心,我会及时汇报医生,我们也会为您进行持续监测和护理。请您与家属不要在心电监护仪的周围使用或放置手机等产品,以免引起电磁干扰。您还有其他需要吗?"

病人:"没有了。"

护士:"好的,那您好好休息。如果有什么需要可以按床头铃,我们也会随时巡视病房的。谢谢您的配合!"

9. 停止心电监护

(1)核对病人并解释原因。

护士:"您好!请问您叫什么名字?"

病人:"刘某。"

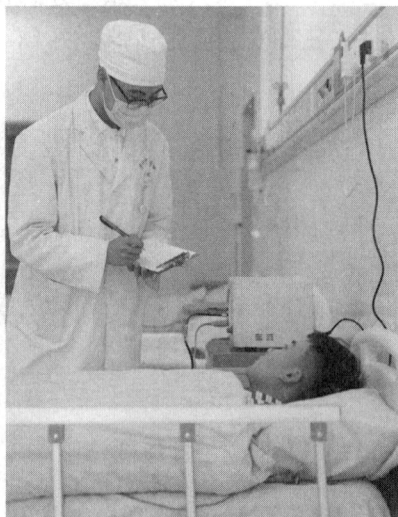

图 18-7

护士:"来,我再核对一下您的手腕带。刘先生,您的病情经过治疗和护理已经得到缓解,根据医嘱,将由我来为您撤下监护仪。"

病人:"好的。"

护士:"刘先生,还请您继续遵医嘱服药,保持健康的生活方式,您还有其他需要吗?"

病人:"没有了。"

护士:"好的,那您好好休息。如果有什么需要可以按床头铃,我们也会随时巡视病房的。谢谢您的配合!"

(2)关闭监护仪,撤离导线。

(3)清洁皮肤,安置病人。

(4)整理并处理用物,洗手,记录。

(5)对监护仪、导线等进行清洁维护(口述)。

【注意事项】

1.注意观察病人的皮肤状况,按时更换电极片。

2.病人更换体位时,妥善保护导联线。

项目十九　简易呼吸器的使用

实训目的

1.维持和增加机体通气量。

2.纠正威胁生命的低氧血症。

教学目标

1.能复述简易呼吸器的使用目的和注意事项。

2.熟练使用简易呼吸器。

3.严格执行查对制度,操作中体现人文关怀。

龙女士,64岁,诊断为慢性呼吸衰竭。护士巡视病房时发现病人面色青紫,口唇发绀,现遵医嘱立即予简易呼吸器辅助通气配合抢救。

【操作前准备】

1.评估病人

(1)评估病人年龄、病情、体重、体位、意识状态等。

(2)呼吸状况(频率、节律、深浅度),呼吸道是否通畅,有无活动性义齿等。

(3)心理状态及配合程度。

2. 护士准备　衣帽整洁，修剪指甲，洗手，戴口罩。

3. 环境准备　清洁、周围环境安全、有足够的操作空间。

4. 用物准备　简易呼吸器（由呼吸囊、呼吸活瓣、面罩、衔接管及氧气接头等组成）、流量表、氧气连接管、弯盘、纱布（数块）、必要时备口咽通气管、开口器、舌钳、压舌板、无菌手套（图 19-1）。

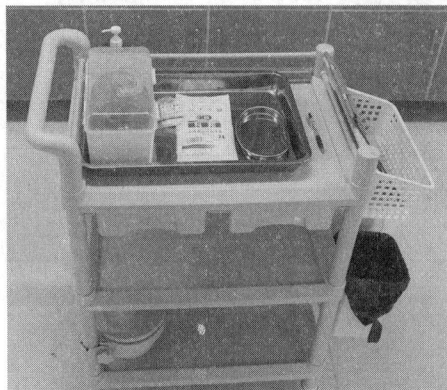

图 19-1

【操作过程】

1. 检查用物　检查简易呼吸器各配件性能并连接（图 19-2）。

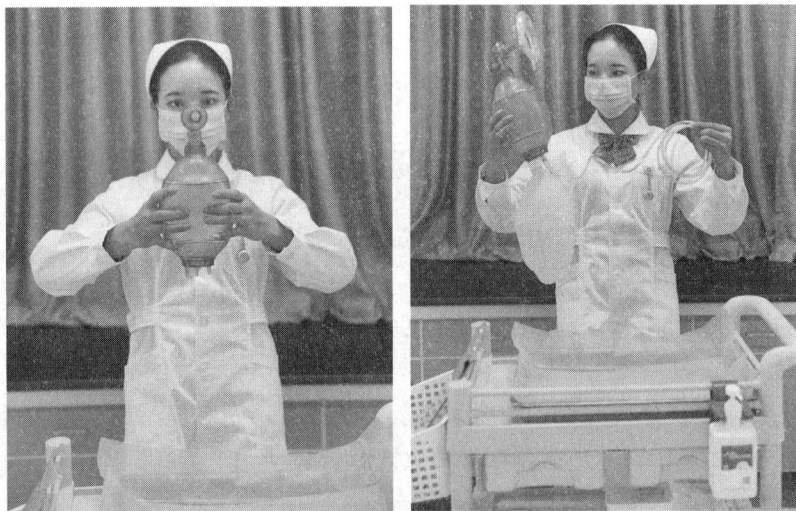

图 19-2

2. 核对　携用物至床旁，核对病人床号、姓名、手腕带（图 19-3）。

3. 判断意识　拍病人双肩，分别对双耳呼叫，病人若无意识、呼吸，立即抢救，记录抢救时间（图 19-4）。

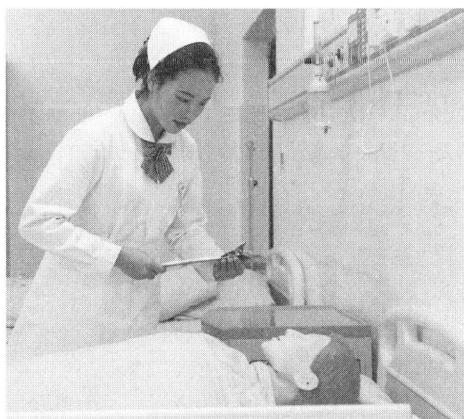

图 19-3

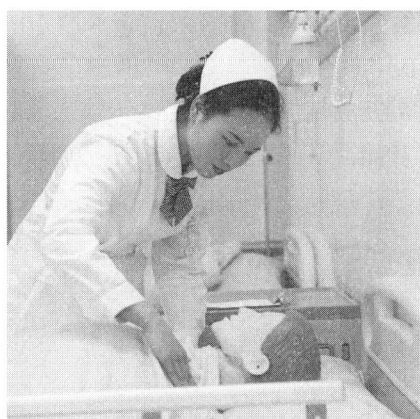

图 19-4

4. 安置体位 拉上床帘，移开床旁桌，去枕平卧，解开衣领，暴露胸廓，松开裤腰带，若有活动义齿应取出；若有分泌物，头偏向一侧，清除口鼻腔分泌物（图 19-5，图 19-6）。

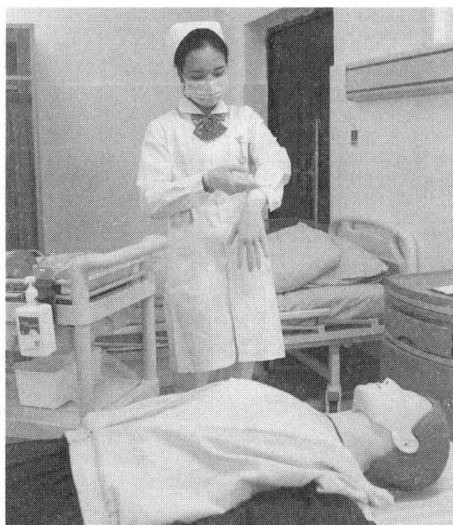

图 19-5

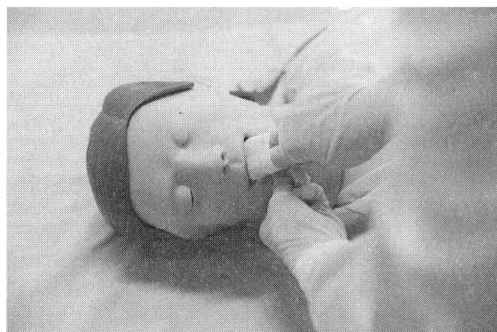

图 19-6

5. 连接氧气　调节氧流量 8 ～ 10L/min（供氧浓度为 40% ～ 60%），使储气袋充盈（图 19-7）。

6. 开放气道　操作者站于病人头顶处；使病人头后仰，托起下颌；将面罩紧扣于口、鼻部，以 EC 手法固定，避免漏气（图 19-8、图 19-9）。

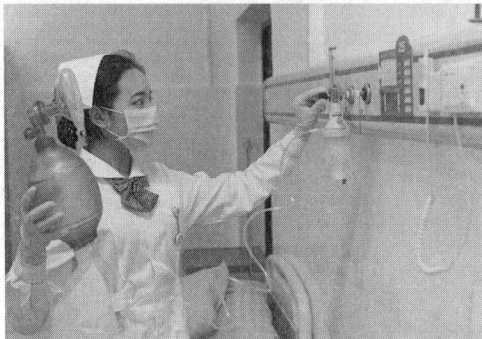

图 19-7

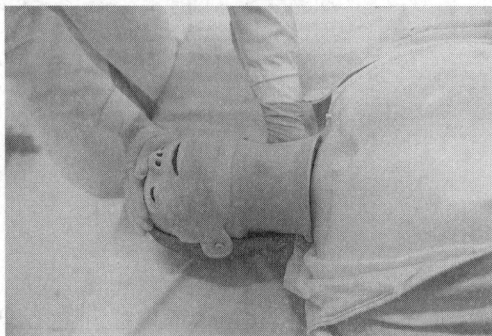

图 19-8

7. 挤压呼吸囊　一手捏住呼吸囊的中间部分，四指并拢或略分开，均匀用力挤压呼吸囊，待呼吸囊重新膨起后开始下一次挤压。若病人有自主呼吸，应保持与病人呼吸同步，在病人吸气时挤压呼吸囊。一次挤压可有 500mL 左右的空气进入肺内，频率保持在 10 次 / 分（图 19-10）。

8. 密切观察　使用过程中，应密切观察病人对呼吸器的适应性及病人胸腹起伏、皮肤颜色、生命体征、氧饱和度读数、听诊呼吸音等（图 19-11）。

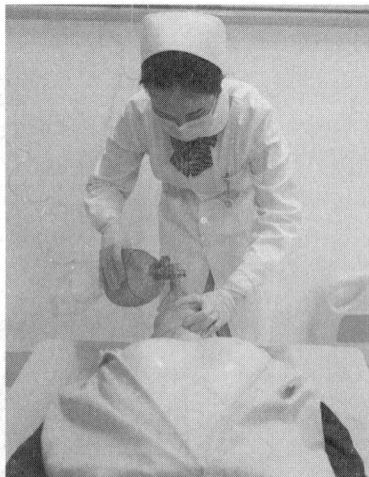

图 19-9

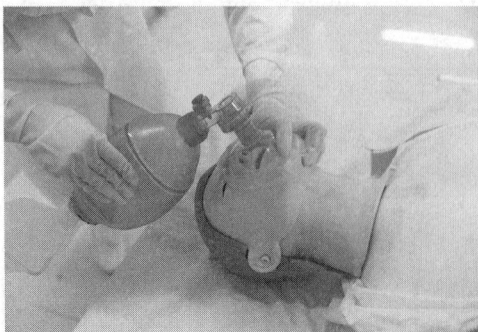

图 19-10

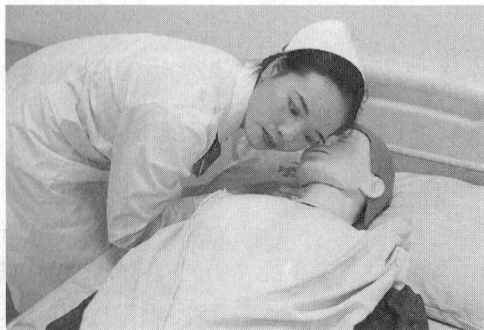

图 19-11

9. 用物处置 一次性面罩丢弃，将简易呼吸器各配件依顺序拆开。配件宜采用清洗消毒机进行清洗与消毒；无条件的医院，可采用高效消毒剂（如含氯消毒剂等）等以上的消毒剂浸泡消毒。

10. 洗手、记录 记录抢救全过程、简易呼吸器使用时间、病人反应等（图 19–12）。

【注意事项】

1. 使用人工呼吸器容易发生的问题是活瓣漏气，使病人得不到有效通气，故要定时检查、测试、维修和保养。

2. 挤压呼吸囊时，压力不可过大，以挤压呼吸囊的 1/3 ～ 2/3 为宜；亦不可时大时快，以免损伤肺组织，造成呼吸中枢紊乱，影响呼吸功能恢复。

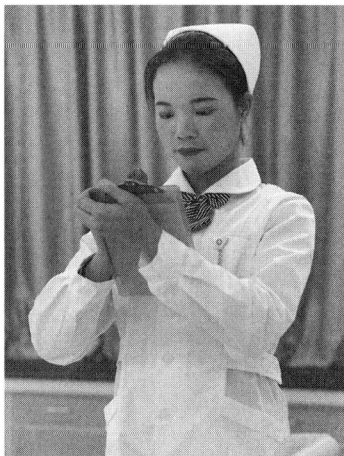

图 19–12

3. 对清醒病人做好心理护理，解释应用呼吸器的目的和意义，解除恐惧、焦虑心理，使其主动配合，边挤压呼吸囊边指导病人吸气、呼气。

4. 做好卫生宣教工作，保持室内环境卫生。

下篇 综合案例分析

第一章 呼吸系统疾病病人护理实践

项目一 慢性阻塞性肺疾病病人的护理

【案例】

病人，男，65 岁。有吸烟史 30 年，慢性咳嗽咳痰 20 余年，近 2 年来明显加剧，伴有活动后气急、呼吸困难，且以冬春季节更甚。3 天前因受凉感冒而致发热、剧咳，咳多量黄脓痰、气急，发绀，今天出现意识模糊、躁动不安，故急送入院。

体格检查：T39.2℃，P122 次 / 分，R30 次 / 分，BP140/90mmHg。病人呈半卧位，意识模糊，唇颊紫绀；球结膜充血，皮肤湿润，杵状指（趾）；桶状胸，双侧语颤减弱，叩诊过清音，听诊可闻及湿啰音及少量哮鸣音。心尖搏动不明显，心律尚齐。肝肋下 2cm，质软，脾未触及。

辅助检查：红细胞计数 $5.5×10^{12}/L$，血红蛋白 160g/L；白细胞计数 $13×10^9/L$，中性粒细胞 92%；$PaO_2$50mmHg，$PaCO_2$65mmHg。

【讨论】

1. 目前病人主要存在哪些护理问题？
2. 首优护理问题是什么？针对首优问题应采取哪些护理措施？
3. 根据病人情况完成 3 项主要的基础护理技能操作。

项目二　肺炎球菌性肺炎病人的护理

【案例】

病人，男，41岁。发热、胸痛、咳嗽、咳铁锈色痰2天，加重6小时入院。病人既往身体健康。2天前，因受凉后出现寒战、发热、头痛、咳嗽、胸痛等入院。

体格检查：T40.8℃，P138次/分，R28次/分，BP110/76mmHg。面色潮红，呼吸急促；胸廓呼吸运动减弱，语颤增强，呼吸音减弱，右下肺闻及干湿啰音，心律齐，无杂音。

辅助检查：血常规：白细胞计数18×10⁹/L，中性粒细胞85%。X线检查：右下肺片状模糊阴影。

【讨论】

1. 目前病人主要存在哪些护理问题？
2. 首优护理问题是什么？针对首优问题应采取哪些护理措施？
3. 根据病人情况完成3项主要的基础护理技能操作。

项目三　支气管哮喘病人的护理

【案例】

病人，男，52岁。反复发作性气喘、胸闷3年，加重2天入院。

体格检查：T36.9℃，P98次/分，R22次/分，BP124/72mmHg。病人神清，端坐呼吸，气喘伴咳嗽，咳白色泡沫样痰，睡眠可，饮食、二便正常，情绪焦虑。吸烟10余年，每天2包，戒烟半年。

辅助检查：白细胞计数13.65×10⁹/L，嗜酸性粒细胞绝对值0.97×10⁹/L，嗜酸性粒细胞比值9.11%。

【讨论】

1. 目前病人主要存在哪些护理问题？
2. 首优护理问题是什么？针对首优问题应采取哪些护理措施？
3. 根据病人情况完成3项主要的基础护理技能操作。

项目四 肺结核病人的护理

【案例】

病人李某，女，50岁，下岗职工，小学文化。因乏力、消瘦、发热、咳嗽、痰中带血6天，今日咯血加重，以"右上肺继发性肺结核，痰结核涂片检查（＋）"收住院。

体格检查：T38.1℃，P100次/分，R24次/分，BP105/75mmHg。急性病容，神志清，右上肺呼吸音增粗，锁骨下区有湿啰音，心律齐，无杂音。

遵医嘱给予抗结核化疗，同时采取对症护理措施。

【讨论】

1. 目前病人主要存在哪些护理问题？

2. 首优护理问题是什么？针对首优问题应采取哪些护理措施？

3. 根据病人情况完成3项主要的基础护理技能操作。

项目五 肺癌病人的护理

【案例】

病人刘某，男，68岁。1年前无明显诱因出现消瘦，刺激性呛咳，剧咳时感胸痛，咳少量白色黏痰，痰中带暗红色血丝，于当地医院行抗感染治疗，症状无明显改善。1周前上述症状加重，出现呼吸困难、气短、喘息，为求进一步诊治，就诊于我院门诊，门诊以"左肺占位"收入院。病人有吸烟史40余年，平均20支/天，偶有饮酒。入院时病人表情紧张，彻夜不眠。

体格检查：T37.3℃，P80次/分，R20次/分，BP155/81mmHg。听诊左肺中部有局限性哮鸣音。

辅助检查：行胸部及上腹部增强CT检查，提示左肺软组织影；肺穿刺活检病理示腺癌。拟行肺癌根治术。

【讨论】

1. 目前患儿主要存在哪些护理问题？

2. 首优护理问题是什么？针对首优问题应采取哪些护理措施？

3. 根据患儿情况完成3项主要的基础护理技能操作。

项目六　呼吸衰竭病人的护理

【案例】

病人，女，68岁。咳嗽、咳痰伴气喘15年，近两天来因受风寒，咳嗽加剧，痰呈黄色，不易咳出，夜间烦躁不眠，白昼嗜睡。

体格检查：T38℃，P116次/分，R32次/分，BP150/85mmHg，消瘦，半卧位，发绀，皮肤温暖。球结膜充血水肿，颈静脉怒张，桶状胸，呼吸浅而快，肺部叩诊呈过清音，两肺散在哮鸣音，肺底湿啰音。

辅助检查：红细胞计数5.6×10^{12}/L，血红蛋白160g/L，白细胞计数14.5×10^9/L，动脉血气分析$PaO_2$43mmHg、$PaCO_2$70mmHg。

初步诊断：慢性阻塞性肺疾病、慢性呼吸衰竭（Ⅱ型）。

【讨论】

1. 目前病人主要存在哪些护理问题？

2. 首优护理问题是什么？针对首优问题应采取哪些护理措施？

3. 根据病人情况完成3项主要的基础护理技能操作。

第二章 循环系统疾病病人护理实践

项目一 心力衰竭病人的护理

【案例】

病人，男，67 岁。高血压史 10 年。1 小时前突然出现夜间睡眠中憋醒，被迫坐起，全身大汗淋漓，咳嗽，咳粉红色泡沫痰。问诊高血压病史 10 年，平时间断服用降压药，血压控制不详。1 年前出现劳力性呼吸困难，一周前出现双下肢水肿，夜间呼吸困难。

体格检查：T37.2℃，P114 次 / 分，R30 次 / 分，BP162/100mmHg。端坐位，意识清，唇颊紫绀；颈软，气管居中，颈静脉无怒张，甲状腺未扪及肿大；胸廓对称，双肺闻及湿啰音、广泛哮鸣音，心尖搏动不明显，心律尚齐；腹软，肝肋下 1cm，质软，脾未触及。

辅助检查：白细胞计数 $12.3×10^9$/L，中性粒细胞 72%，红细胞计数 $5.5×10^{12}$/L，血红蛋白 120g/L；血小板 $227×10^9$/L。

遵医嘱给予镇静、强心利尿、控制血压等处理。

【讨论】

1. 目前病人主要存在哪些护理问题？
2. 首优护理问题是什么？针对首优问题应采取哪些护理措施？
3. 根据病人情况完成 3 项主要的基础护理技能操作。

项目二 冠状动脉粥样硬化病人的护理

【案例】

病人，女，52 岁，以"间断胸闷 10 余天"收治入院。病人自诉 10 余天前于运动后出现胸骨后闷痛，伴左肩及左上肢疼痛，无大汗、心悸、气促等不适，发作持续 2～3 分钟，舌下含服硝酸甘油后缓解。而后数日内上述症状重复发作两次，未就诊。数小时前再次出现，疼痛程度加剧，为求进一步治疗，来我院就诊。

体格检查：T36.8℃，P84 次 / 分，R22 次 / 分，BP138/86mmHg。病人神清语明；

颈软，气管居中，颈静脉无怒张，甲状腺未扪及肿大；胸廓对称，双肺叩诊呈清音，未闻及干湿啰音；心前区无隆起，叩诊浊音界正常；腹部无膨隆，腹软，肝脾未触及；四肢肌力正常，双下肢无水肿，病理反射未引出。

辅助检查：白细胞计数 $9.3×10^9$/L，中性粒细胞 66%，红细胞计数 $4×10^{12}$/L，血红蛋白 120g/L，血小板 $242×10^9$/L，血糖 7.5mmol/L。心电图示窦性心律，ST-T 改变。

遵医嘱给予强心利尿、扩血管等处理。

【讨论】

1. 目前病人主要存在哪些护理问题？

2. 首优护理问题是什么？针对首优问题应采取哪些护理措施？

3. 根据病人情况完成 3 项主要的基础护理技能操作。

项目三　原发性高血压病人的护理

【案例】

病人，男，57 岁，3 年前诊断为原发性高血压，血压控制不理想。昨日 21 时测血压 165/105mmHg，自感头痛、心悸，自行服用医生开具的降压药，自述未有其他不适症状发生。病人习惯性熬夜加班，无运动习惯，嗜烟，偶饮酒。今日出现剧烈头痛、头晕、恶心，即到医院心内科就诊。

体格检查：T36.7 ℃，P110 次 / 分，R25 次 / 分，BP200/110mmHg。听诊主动脉瓣第二心音亢进。

辅助检查：心电图显示窦性心律，心电轴正常，无 ST-T 改变。

遵医嘱予降压、保持呼吸道通畅、监测生命体征。

【讨论】

1. 目前病人主要存在哪些护理问题？

2. 首优护理问题是什么？针对首优问题应采取哪些护理措施？

3. 根据病人情况完成 3 项主要的基础护理技能操作。

第三章 消化系统疾病病人护理实践

项目一 腹泻病人的护理

【案例】

病人，女，52岁。3天前无明显诱因出现腹泻，解蛋花汤样便，每日4～5次，量中，带少许黏液，无脓血，无明显腥臭味，无腹痛、腹胀、黑便。进食后时有呕吐，非喷射性，呕吐物为胃内容物，非咖啡样。在家自行服药无好转，一日前腹泻加剧，解蛋花汤样便10余次，小便减少。

体格检查：T36.8℃，P84次/分，R22次/分，BP138/86mmHg。皮肤弹性差，心肺正常，腹稍胀，肝脾肋下未触及，肠鸣音活跃。

辅助检查：血生化：血清钾3.5mmol/L，血清钠140mmol/L。血常规：白细胞计数$8×10^9$/L，大便常规：黏液（+），白细胞（+）。大便轮状病毒抗原测定（+）。

遵医嘱予补液，复查电解质，观察大便的色、质、量及生命体征的变化。

【讨论】

1. 目前病人主要存在哪些护理问题？
2. 首优护理问题是什么？针对首优问题应采取哪些护理措施？
3. 根据病人情况完成3项主要的基础护理技能操作。

项目二 消化道溃疡病人的护理

【案例】

病人，男，38岁。间断性腹痛4年，加重1周。病人4年前饮食不当后出现上腹痛、胀痛，伴恶心、嗳气，无呕吐，自服"胃药"好转，此后常于秋冬、冬春交际时出现餐后上腹胀痛，无反酸、烧心，空腹减轻，纳差，体重减轻约6kg。每次饮食不当后约半小时总会剧烈腹痛伴反酸、嗳气，甚至呕吐。时常唉声叹气，每晚入睡困难。近1周因劳累、大量喝酒后，再次出现上述症状，持续腹痛，恶心、呕吐，精神差。吸烟史10年，16岁时患甲型肝炎住院治疗1个月；10年前做过阑尾炎手术。过敏史不详。已婚，配偶身体健康。母亲患有冠心病，父亲身体健康。

体格检查：T36.7℃，P80 次 / 分，R18 次 / 分，BP116/98mmHg。体型瘦高，无贫血貌，浅表淋巴结不大，心肺无异常，腹平软，剑突下压痛（+），无反跳痛，肝脾肋下未触及，Murphy 征阴性，肠鸣音 4 次 / 分，双下肢未见水肿。

辅助检查：血常规：血红蛋白 135g/L，白细胞计数 $7.2×10^9$/L，中性粒细胞 65%，淋巴细胞 35%，血小板 $200×10^9$/L。腹部 B 超：肝、胆、脾、胰、肾未见异常。

【讨论】

1. 目前病人主要存在哪些护理问题？
2. 首优护理问题是什么？针对首优问题应采取哪些护理措施？
3. 根据病人情况完成 3 项主要的基础护理技能操作。

项目三 肝硬化病人的护理

【案例】

病人，男，63 岁。因腹胀、尿少、腹泻 3 天入院。病人 3 天前无明显诱因出现腹泻，大便呈稀水样便，每日 5～6 次，每次约 30mL，无腹痛及发热，无呕吐，腹胀感加剧，尿少，每日尿量约 300mL，伴双下肢中度浮肿。病人既往有乙肝病史 15 年，确诊乙肝后肝硬化 10 年，发现腹水 2 年，长期口服利尿剂，腹水反复发生，曾多次住院治疗，好转后出院。既往无肾病史；有吸烟史 20 余年。

体格检查：T36.7℃，P78 次 / 分，R30 次 / 分，BP102/62mmHg。病人平车推入病房内，呼吸急促，神志清楚，精神差，面色灰暗，皮肤巩膜黄染，浅表淋巴结未扪及，全腹软，腹部膨隆，腹壁静脉曲张，可见蜘蛛痣和肝掌，肝肋下未及，脾肋下 2cm，质中，无压痛，腹部移动性浊音（+），双下肢中度浮肿。骶尾部有一 2cm×3cm 大小的皮肤破损，创面有少许渗液，周围皮肤发红。

辅助检查：肝功能：白蛋白 23g/L，球蛋白 41g/L，总胆红素 271μmol/L，直接胆红素 181.3μmol/L；电解质、肾功能正常。入院后予护肝、利尿、补充白蛋白等对症处理。

【讨论】

1. 目前病人主要存在哪些护理问题？
2. 首优护理问题是什么？针对首优问题应采取哪些护理措施？
3. 根据病人情况完成 3 项主要的基础护理技能操作。

项目四 上消化道出血病人的护理

【案例】

病人李某，女，68岁。平日喜食肥甘厚腻、辛辣、油炸等食品，摄水量少，失眠多梦，精神状态较差。病人于15天前无明显诱因开始出现成形黑便，每日1次，每次量200g左右，伴头晕乏力、皮肤暗黄、精神欠佳，偶尔恶心、呕吐。在外院胃镜检查示"胃窦溃疡"，为进一步治疗收治入院。

体格检查：T36.8℃，P102次/分，R25次/分，BP126/68mmHg。

辅助检查：血红蛋白57g/L，白蛋白33.9g/L，大便隐血（+++）。

【讨论】

1. 目前病人主要存在哪些护理问题？

2. 首优护理问题是什么？针对首优问题应采取哪些护理措施？

3. 根据病人情况完成3项主要的基础护理技能操作。

项目五 急性胰腺炎病人的护理

【案例】

病人孙某，男，60岁。与朋友聚会后出现上腹持续阵痛1天，伴乏力、出汗、发热、恶心、呕吐、反酸、腹胀，无烧心、心慌、胸闷。自起病以来，病人未进食，睡眠差，呼吸较困难。就诊于当地县级医院，入院后给予抑酸、补液、营养支持等治疗，未见明显好转，遂就诊于我院，急诊以"急性胰腺炎"收入院。既往有胆道结石多年，平素酗酒、暴饮暴食，喜食肥甘厚腻、辛辣、油炸等食品，性格暴躁，常失眠多梦。

体格检查：T38.5℃，P102次/分，R25次/分，BP138/76mmHg。

辅助检查：血红蛋白120g/L，白细胞计数24×10⁹/L，血小板110×10⁹/L。

【讨论】

1. 目前病人主要存在哪些护理问题？

2. 首优护理问题是什么？针对首优问题应采取哪些护理措施？

3. 根据病人情况完成3项主要的基础护理技能操作。

第四章　泌尿系统疾病病人护理实践

项目一　急性肾小球肾炎病人的护理

【案例】

患儿，男，9岁。血尿、颜面水肿2天。患儿于入院前2天因感冒后未予以重视出现肉眼血尿，伴颜面非凹陷性水肿、尿量减少、发热、恶心伴呕吐、头晕等症状，无盗汗、寒战、胸闷、胸痛、呼吸困难、紫绀等症状，急送至我院门诊就诊，门诊以"急性肾小球肾炎"收入我科住院治疗。

体格检查：T37.8℃，P100次/分，R23次/分，BP145/93mmHg。急性病容，神清，精神较差，步入病房，查体合作。患儿病后精神较差、睡眠欠佳、大便正常。唇红，咽充血，心界稍大，HR100次/分，律齐，心音有力，心脏听诊未闻及明显杂音。腹平软，肝、脾肋下未扪及，双肾区叩痛，移动性浊音（−），肠鸣音正常。四肢肌力、肌张力正常，神经系统检查无明显异常。

辅助检查：红细胞计数$5.5×10^{12}$/L，血红蛋白160g/L；白细胞计数$13×10^9$/L，中性粒细胞92%；$PaO_2$50mmHg，$PaCO_2$65mmHg。

【讨论】

1. 目前病人主要存在哪些护理问题？
2. 首优护理问题是什么？针对首优问题应采取哪些护理措施？
3. 根据病人情况完成3项主要的基础护理技能操作。

项目二　尿路感染病人的护理

【案例】

病人，女，64岁。因"尿频、尿急、尿痛3小时"入院。病人3小时前无明显诱因出现尿频、尿急、尿痛症状，无肉眼血尿，无脓尿，无排尿困难、排尿中断，无腰痛、发热及其他不适。服药后症状不缓解而来诊。

体格检查：T38.3℃，P102次/分，R22次/分，BP130/78mmHg。病人神志清楚，

对答切题，急性面容，查体合作。颈无抵抗，颈静脉无怒张。双肺呼吸音清，未闻及干湿性啰音，无胸膜摩擦音。HR102 次 / 分，律齐，各瓣膜听诊区未闻及杂音。腹平软，膀胱区有压痛，无反跳痛，肝脾肋下未扪及。生理性神经反射存在，未引出病理性神经反射。

辅助检查：尿沉渣镜检白细胞计数 7 个 / 高倍视野。

【讨论】

1. 目前病人主要存在哪些护理问题？
2. 首优护理问题是什么？针对首优问题应采取哪些护理措施？
3. 根据病人情况完成 3 项主要的基础护理技能操作。

项目三　肾病综合征病人的护理

【案例】

罗某，女，63 岁，高中文化，已退休。5 个月前发现尿中有泡沫，未予以重视。近 1 周来眼睑及双下肢水肿并进行性加重，伴明显乏力，遂来医院就诊。发病以来，无尿频、尿急、尿痛，无发热、关节酸痛，以往无高血压、心脏病、肝病病史。食欲差，睡眠尚可，排便正常。与配偶、女儿同住，家庭和睦，经济状况较好。

体格检查：T37℃、P96 次 / 分、R19 次 / 分、BP120/76mmHg。神志清楚，皮肤黏膜无出血及黄染。右下肺呼吸音减低，语颤减弱，叩诊呈浊音。HR97 次 / 分，律齐。腹部膨隆，腹围 100cm；肝脾肋下未触及，移动性浊音（＋），肠鸣音正常。四肢明显水肿，呈凹陷性。

辅助检查：血液检查：清蛋白 18g/L，胆固醇 11mmol/L，甘油三酯 8.5mmol/L。尿常规：尿蛋白（＋＋＋＋），尿蛋白 7.7g/d。肾功能检查：血肌酐 56μmol/L，血尿素氮 7.2mmol/L。X 线胸片：右侧少量胸腔积液。

【讨论】

1. 目前病人主要存在哪些护理问题？
2. 首优护理问题是什么？针对首优问题应采取哪些护理措施？
3. 根据病人情况完成 3 项主要的基础护理技能操作。

项目四　肾衰竭病人的护理

【案例】

龙某，女，31 岁，已婚。2 年前无明显诱因反复出现颜面及双下肢水肿，近半年来逐渐出现食欲下降、乏力，常感到腰腿酸软，双下肢抽搐疼痛，间有头晕、视物模糊、牙龈出血。夜尿明显增多，未予以治疗。3周前因农忙后出现发热、咳嗽、咽痛、尿少、颜面及双下肢水肿加重，伴心慌、气促、胸闷，渐发展至夜间不能平卧入睡，并有头痛、头晕、腹胀、恶心。病人与父母同住，家庭关系融洽，经济状况一般。

体格检查：T37.3℃，P100次/分，R18次/分，BP170/100mmHg，神志清楚，鼻黏膜出血，呼出气体有尿臭味。双肺呼吸音粗，双下肺可闻及湿啰音，心界向左下侧增大，HR100次/分，心律齐。腹平软，肝右下肋2cm，有触痛，脾肋下未触及，移动性浊音（−）。双肾区无叩痛，双下肢膝下呈凹陷性水肿。

辅助检查：尿常规：尿蛋白（++），红细胞（+），尿比重1.012。血常规：红细胞计数$2.65×10^{12}$/L，白细胞计数$3.4×10^9$/L，血小板$58×10^9$/L，血红蛋白76g/L。血生化检查：总蛋白56.1g/L，清蛋白26.4 g/L，钾5.65mmol/L，钠142 mmol/L，氯96.4 mmol/L，钙1.87 mmol/L。肾功能检查：血尿素氮48.4mmol/L，血肌酐874.5 mmol/L。血气分析：pH7.28，$PaO_2$38.6 mmHg，CO_2CP16.3mmol/L，BE−10.6mmol/L。B超：双肾体积明显缩小，未见结石及肾盂积水。X线胸片：左心室增大，双肺呈瘀血状态，右侧肋膈角少量积液。

【讨论】

1. 目前病人主要存在哪些护理问题？
2. 首优护理问题是什么？针对首优问题应采取哪些护理措施？
3. 根据病人情况完成3项主要的基础护理技能操作。

第五章 血液系统疾病病人护理实践

项目一 缺铁性贫血病人的护理

【案例】

病人王某，女，28岁，工人。因"头晕、乏力伴面色苍白半年余，症状加重1月"收住入院。起病以来无发热、牙龈出血或皮下出血等。病人6个月前不全流产，以后月经不正常，每隔20～22日行经1次，每次持续10天左右，月经量多。平素喜素食，嗜浓茶。

体格检查：T36.6℃，P95次/分，R20次/分，BP90/70mmHg。慢性病容，睑结膜苍白，巩膜无黄染；皮肤干燥，无光泽，无特殊皮疹、出血点及紫癜等；全身浅表淋巴结无肿大。心肺正常。腹部平软。

辅助检查：血常规：红细胞计数 $2.9×10^{12}$/L，血红蛋白82g/L，血细胞比容26%，网织红细胞计数2%，白细胞计数 $4.2×10^9$/L，分类正常，血小板 $200×10^9$/L。铁代谢生化检查：血清铁7.83μmol/L，血清总铁结合力68.83μmol/L，血清铁蛋白10μg/L。

初步诊断：缺铁性贫血。

【讨论】

1. 目前病人主要存在哪些护理问题？
2. 首优护理问题是什么？针对首优问题应采取哪些护理措施？
3. 根据病人情况完成3项主要的基础护理技能操作。

项目二 白血病病人的护理

【案例】

病人孙某，女，18岁。病人1个多月前无明显诱因出现间歇性发热，进行性面色苍白1周余。2天前，病人出现反复发热，最高体温达39.6℃，无畏寒、寒战，舌面出现1.5cm×1.5cm白色溃疡，牙龈红肿，有轻微出血，咽部见轻度充血，当日血常规示白细胞计数 $24×10^9$/L，中性粒细胞20%，淋巴细胞71%，血红蛋白55g/L，血小板

15×10^9/L，C 反应蛋白 24mg/L，予行骨髓穿刺术，骨髓免疫分型为 BIV 型，诊断为"急性淋巴细胞白血病"。

【讨论】

1. 目前病人主要存在哪些护理问题?
2. 首优护理问题是什么? 针对首优问题应采取哪些护理措施?
3. 根据病人情况完成 3 项主要的基础护理技能操作。

第六章 内分泌系统疾病病人护理实践

项目一 甲状腺功能亢进症病人的护理

【案例】

病人，女，39岁，身高167cm，体重42kg。患甲状腺功能亢进症2年，烦躁不安、畏热、消瘦2月余，体重减少3kg。病人于半小时前因工作原因与人争吵，情绪难以自控，突感烦躁不安、心悸、大汗淋漓而入院。

体格检查：T37℃，P108次/分，R20次/分，BP135/60mmHg。发育正常，消瘦，皮肤潮湿，浅表淋巴结无肿大，双眼球突出，闭合障碍，伸舌有细颤，甲状腺肿大，质软，无结节。肺部检查无异常，叩诊心界不大，律齐，心尖部可闻及收缩期吹风样杂音。腹软，肝脾肋下未扪及，肠鸣音正常。双下肢不肿，伸手有细颤。

辅助检查：血红蛋白120g/L，白细胞计数6.5×10^9/L，中性粒细胞68%，淋巴细胞32%，血小板计数240×10^9/L；尿常规（－），粪便常规（－）。

【讨论】

1. 目前病人主要存在哪些护理问题？
2. 首优护理问题是什么？针对首优问题应采取哪些护理措施？
3. 根据病人情况完成3项主要的基础护理技能操作。

项目二 糖尿病病人的护理

【案例】

病人，女，56岁，身高160cm，体重48kg。患糖尿病8年，近2个月来乏力明显，体重减轻5kg，有多尿、多饮、多食症状，口服降糖药控制血糖，1周前自行停用口服药，2小时前出现四肢无力，急诊入院。

体格检查：T36℃，P90次/分，R24次/分，BP110/70mmHg。浅昏迷状，呼吸未闻及烂苹果味，HR90次/分，律齐，双肺呼吸音正常。

辅助检查：即刻血糖31.3mmol/L，尿常规：尿糖（＋＋＋＋），尿酮（＋）。

【讨论】

1. 目前病人主要存在哪些护理问题?
2. 首优护理问题是什么? 针对首优问题应采取哪些护理措施?
3. 根据病人情况完成 3 项主要的基础护理技能操作。

第七章 神经系统疾病病人护理实践

项目一 脑损伤病人的护理

【案例】

徐某，男，5岁。患儿9天前因玩耍时不慎从高处坠落致伤（具体受伤情况不详），受伤当时立即出现头痛、头昏症状，无呼之不应及大小便失禁等不适，后自行稍缓解，患儿家属未引起重视，未予特殊治疗。1天前患儿感到头痛、头昏症状加重，家属送至我院急诊科就诊。行头颅CT检查示左侧枕部硬膜下血肿吸收期改变；左侧枕部头皮血肿。急诊以"左侧枕部硬膜下血肿吸收期"收入我科。患儿自发病以来神志清楚，精神、饮食、睡眠差，大小便如常。平素健康状况良好，否认肝炎、结核等传染病史，否认高血压、冠心病等心血管病史，否认糖尿病史、脑血管病史、精神病史，预防接种史不详，否认手术史、外伤史、输血史，否认过敏史。

体格检查：T38.1℃，P107次/分，R21次/分。发育正常，营养良好，急性病容，自主体位，神志清楚。表情自如，查体合作。

辅助检查：头颅CT：左侧枕部硬膜下血肿吸收期改变；左侧枕部头皮血肿。

【讨论】

1. 目前患儿主要存在哪些护理问题？
2. 首优护理问题是什么？针对首优问题应采取哪些护理措施？
3. 根据患儿情况完成3项主要的基础护理技能操作。

项目二 脑梗死病人的护理

【案例】

刘某，女，58岁。病人4小时前突发意识障碍、左侧肢体无力，可睁眼，不能言语，不能听懂家人讲话，眼球向左侧凝视，四肢均可见自主活动，左侧稍少，伴小便失禁1次，无恶心、呕吐、抽搐。家属急送我院急诊科，行头颅CT示"右侧颞顶叶区见片状低密度影"。急诊以"脑梗死"收入我科。现病人精神差，未进饮食，小便失禁，大便未解。病人既往高血压病史 10 余年，血压最高达 190/120mmHg，服用卡托普利降压治疗（具体用量不详），血压控制欠佳。10 余年前心电图检查示"房颤心律"，未系统诊治，病人平素体力活动轻 – 中度受限。10 余年前患阑尾炎，经药物治疗后好转。否认糖尿病史，否认结核、肝炎、伤寒等传染病史，否认手术、外伤史，否认食物、药物过敏史。T37℃，P68 次 / 分，R25 次 / 分，BP133/71mmHg。头颅 CT 示右侧颞顶叶区见片状低密度影。

【讨论】

1. 目前病人主要存在哪些护理问题？
2. 首优护理问题是什么？针对首优问题应采取哪些护理措施？
3. 根据病人情况完成 3 项主要的基础护理技能操作。

项目三 脑出血病人的护理

【案例】

周某，女，53 岁。4 个多小时前洗头后出现头昏，随即昏迷倒地，呼之不应，伴打鼾，并呕吐咖啡色样胃内容物 2 次，非喷射性，家属自行针刺病人手指后，病人出现肢体活动、胡言乱语，无呼吸困难、肢体抽搐、大小便失禁等。急诊入院，行头颅 CT 提示脑干出血，遂以"脑出血"收入我科。病人自发病来神志不清，精神差，未进食，大小便如常。既往患高血压 10 余年，血压最高 220/130mmHg，自服卡托普利，未规律服药及监测血压。否认糖尿病、冠心病等慢性疾病，否认肝炎、结核、伤寒等传染病史，否认手术、外伤及输血史。否认药物过敏史。

体格检查：T36.7℃，P61 次 / 分，R21 次 / 分，BP221/107mmHg。病人急性病容，被动体位，表情淡漠，查体不配合。

辅助检查：血常规：白细胞计数 $11.95×10^9$/L，中性粒细胞总数 $11.15×10^9$/L，中性粒细胞百分比 93.3%。血生化：肌红蛋白 73.7μg/L，钾 3.2mmol/L，α – 羟丁酸脱氢酶 188U/L；肌酸激酶同工酶 28U/L。胃液隐血：阳性。头颅 CT：双侧额叶低密度影。

【讨论】

1. 目前病人主要存在哪些护理问题？
2. 首优护理问题是什么？针对首优问题应采取哪些护理措施？
3. 根据病人情况完成 3 项主要的基础护理技能操作。

第八章 急症病人护理实践

项目一 急性心肌梗死病人的护理

【案例】

病人，男，77岁。自诉持续胃痛3个多小时急诊入院。病人近1年多来常出现剑突下疼痛，休息后缓解，活动后感胸闷气促，自服吗丁啉、胃舒平不能缓解。3个多小时前突感剑突下疼痛难忍，伴恶心、头昏、大汗淋漓，有濒死感，无呕吐，无意识障碍，无呕血及黑便。平车推入病房。

体格检查：T38.2℃，P106次/分，R26次/分，BP102/56mmHg。病人神清合作，痛苦面容，听诊心率增快，为106次/分，心尖区闻及粗糙收缩期杂音，律齐。腹平软，肝脾未扪及，无双肾区叩击痛，肠鸣音正常。

辅助检查：血生化：肌酸激酶同工酶（KB-MB）28μg/mL、肌红蛋白（MYO）772.3ng/mL；肌钙蛋白（NTN）216.90pg/mL。心电图V3、V4的QRS波呈qR型，V1～V6的ST段明显抬高，报告为急性前间壁心肌梗死。

【讨论】

1. 目前病人主要存在哪些护理问题？
2. 首优护理问题是什么？针对首优问题应采取哪些护理措施？
3. 根据病人情况完成3项主要的基础护理技能操作。

项目二 有机磷农药中毒病人的护理

【案例】

病人，女，45岁。半小时前口服农药1瓶（具体名称及量不详），由120送入急诊科。入院症见：头昏、恶心、呕吐、流涕、流涎、汗出、尿频、心慌。

体格检查：T36.8℃，P133次/分，R18次/分，BP120/74mmHg。神志清楚，双侧瞳孔等大等圆，D≈1.5mm，对光反射迟钝。

辅助检查：血生化：镁2.05mmol/L，血氧饱和度（SpO$_2$）96%，二氧化碳19.5mmol/L，

葡萄糖 9.7mmol/L，胆碱酯酶（ChE）190U/L。心电图：窦性心动过速。

【讨论】

1. 目前病人的主要护理问题是哪些？
2. 首优护理问题是什么？该采取哪些护理措施？
3. 根据病人情况完成 3 项主要的基础护理技能操作。

项目三　溺水病人的护理

【案例】

案例一：病人，男，13 岁。与同学在野外下河游泳，因体力不支沉入水中，同行伙伴大声呼救，幸遇 2 名路人经过，将其从水中救出，从溺水至救上岸历时约 8 分钟。救上岸时病人神志不清，无自主呼吸，口鼻腔充满泡沫状液体，皮肤发绀，颜面肿胀，腹部鼓隆，肢体冰凉，无头颅、颈椎及脊柱外伤。

案例二：病人因溺水后神志不清，经行徒手心肺复苏成功，1 小时后急诊入院治疗。病人于入院前半小时游泳时不慎溺水后出现神志不清，徒手心肺复苏后，病人出现烦躁、恶心、呕吐，呕吐物为胃内容物。入院时病人咳粉红色泡沫样痰。

体格检查：T35.8℃，P161 次 / 分，R26 次 / 分，BP88/60mmHg。神志不清，躁动不安，双眼向上凝视，双侧瞳孔等大等圆，直径 4mm，对光反射减弱，口唇紫绀；颈项强直；双肺叩诊浊音，双肺布满湿啰音；HR165 次 / 分，律齐，心音低；腹软，肝脾未触及，肠鸣音正常；四肢肌张力增高，病理征未引出。

辅助检查：白细胞 29×10^9/L，中性粒细胞 0.72%，血红蛋白 155g/L。吸氧 10L/min 时血 pH 值 7.038，二氧化碳分压（$PaCO_2$）38.5mmHg，动脉气分压（PaO_2）56.7mmHg，血氧饱和度（SpO_2）70%，实际碳酸氢盐 10.3mmol/L，标准碳酸氢盐 10mmol/L，剩余碱 20.6mmol/L，氧合指数 93%。尿糖（+++），潜血（+）。心电图示窦性心律不齐，T 波改变，前壁心肌缺血。

【讨论】

1. 针对案例二，目前病人的主要护理问题有哪些？
2. 针对案例二，病人首优护理问题是什么？该采取哪些护理措施？
3. 根据病人情况完成 3 项主要的基础护理技能操作。（案例一完成 1 项，案例二完成 2 项）

第九章 创伤、骨科病人护理实践

项目一 多发性创伤病人的护理

【案例】

病人马某，男，30岁。于2017年10月5日晚12时40分以车祸致头部、胸部、腹部疼痛1小时入院。

体格检查：T35.9℃，P92次/分，R22次/分，BP110/94mmHg，血氧饱和度93%。意识障碍，全身湿冷，皮肤苍白，右侧胸壁可见一长14cm×4cm的软组织挫伤。既往史不详。

辅助检查：CT提示心影小、主动脉小、心包积液、肝挫裂伤、腹腔积血、脾挫伤。

入院后遵医嘱给予心电监护、氧气4L/min自鼻导管持续吸入、建立静脉通路补液等对症处理。

【讨论】

1. 目前病人主要存在哪些护理问题？
2. 首优护理问题是什么？针对首优问题应采取哪些护理措施？
3. 根据病人情况完成3项主要的基础护理技能操作。

项目二 骨折病人的护理

【案例】

病人张某，男，18岁。以"扭伤致左踝肿痛、畸形伴活动受限5小时"为主诉入院。

体格检查：T37.2℃，P88次/分，R22次/分，BP120/82mmHg。左小腿下段肿胀明显，踝关节四周均有压痛，叩痛阳性，骨擦感及骨擦音阳性，反常活动阳性，左踝关节活动受限，左足背皮温正常，感觉正常，左足背动脉搏动良好，末梢血循环好。余肢体未见异常体征。

辅助检查：X线片示左腓骨及左胫骨骨折。

入院后完善相关检查，排除手术禁忌证后，在硬膜外麻醉下行左腓骨骨折及左胫骨骨折切开复位内固定术，术后给予预防感染、支持、脱水消肿等治疗。

【讨论】

1. 目前病人主要存在哪些护理问题?
2. 首优护理问题是什么? 针对首优问题应采取哪些护理措施?
3. 根据病人情况完成 3 项主要的基础护理技能操作。

附录一 常用基础护理操作技术评分标准

项目一 一般洗手评分标准

操作时间：2分钟

项目	分值	操作要求	评分细则
素质要求	5	1. 着装规范（服装鞋帽整洁、不佩戴首饰）	3
		2. 指甲符合要求	2
操作前准备	10	1. 评估环境（整洁、安静、安全）、洗手池台面清洁、干燥	5
		2. 准备用物（根据操作需要准备）	5
操作过程	70	**准备**	
		打开水龙头，调节合适水流和水温	5
		湿手	
		在流动水下，使双手充分淋湿	5
		涂剂	
		关上水龙头并取清洁剂均匀涂抹至整个手掌、手背、手指和指缝	5
		洗手：认真揉搓双手至少 15 秒，具体揉搓步骤	
		1. 掌心相对，手指并拢，相互揉搓	6
		2. 手心对手背沿指缝相互揉搓	6
		3. 掌心相对，双手交叉，指缝相互揉搓	6
		4. 右手握住左手大拇指旋转揉搓，交换进行	6
		5. 弯曲手指使关节在另一个手掌心旋转揉搓，交换进行	6
		6. 将五个手指尖并拢放在另一个手掌心旋转揉搓，交换进行	6
		7. 一手握住另一手手腕回旋揉搓手腕部及腕上 10cm，交换进行	6
		冲净	
		打开水龙头，在流动水下彻底冲净双手	5
		干手	
		1. 擦干双手（用一次性纸巾擦干 / 毛巾擦干 / 干手机干燥双手）	5
		2. 关闭水龙头采用防止手部再污染的方法	3
操作后处理	5	正确处理用物	5

续表

项目	分值	操作要求	评分细则
操作整体评价	10	1. 操作娴熟，动作迅速、规范、连贯，无菌观念强	10
		2. 完成整体操作，动作连贯性和规范性欠缺	7
		3. 仅完成整体操作流程	4
		4. 未完成整体操作流程	0
总分			

项目二 无菌技术评分标准

操作时间：15 分钟

项目	分值	操作要求	评分细则
素质要求	5	1. 着装规范（服装鞋帽整洁、不佩戴首饰）	3
		2. 指甲符合要求	2
操作前准备	10	1. 评估环境（整洁、安静、安全）、操作台面清洁、干燥	2
		2. 准备用物（根据操作需要准备）	3
		3. 护士洗手（七步洗手法）、戴口罩	2
		4. 用物放置合理，符合要求	3
操作过程	70	**无菌持物钳使用**	
		1. 检查持物钳包（名称、有效期、消毒效果、外包装）	1
		2. 拿持物钳（镊）方法正确，用物符合无菌标准	3
		3. 使用（取、放、用）方法正确，无污染	3
		4. 注明无菌持物钳包开启时间	1
		无菌包使用	
		1. 检查无菌包（名称、有效期、消毒效果、外包装）	1
		2. 开包方法正确，无污染（揭外、左、右、内角）	3
		3. 取用物品不跨越无菌区	3
		4. 用毕按原折痕包内、右、左、外角，不污染	3
		5. 注明开包时间	1
		无菌容器使用	
		1. 检查无菌罐（名称、有效期、消毒效果、外包装）	1
		2. 容器开盖方法正确、无污染	3
		3. 取放物品时方法正确，不跨越无菌区	3
		4. 取放物品不触及无菌容器边缘	2
		5. 容器盖子用毕即盖严，方法正确，无污染	3
		6. 注明开罐时间	1

续表

项目	分值	操作要求	评分细则
操作过程	70	**无菌溶液使用**	
		1. 核对无菌溶液瓶签，检查溶液质量	2
		2. 开瓶盖方法正确，无污染	3
		3. 冲洗溶液瓶口方法正确，无污染	3
		4. 倒取无菌溶液方法正确，无污染	3
		5. 盖瓶口方法正确，无污染	2
		6. 注明开瓶时间	1
		铺无菌盘	
		1. 治疗盘清洁、干燥	1
		2. 铺治疗巾方法正确，无污染	3
		3. 扇形折叠无菌面向上，无污染	3
		4. 无菌物品放置合理，不跨越无菌区	3
		5. 盖上治疗巾，将治疗巾向上翻折两次，两侧边缘向下翻折一次，边缘折叠整齐，不污染	3
		6. 注明铺盘名称、日期、时间，操作者签名	1
		无菌手套使用	
		1. 检查无菌手套（型号、有效期、消毒效果、外包装）	1
		2. 取戴手套方法正确，不污染	3
		3. 检查手套有无破损，戴好手套的手应保持在腰部以上，视线范围内	3
		4. 脱手套方法正确，用后处理正确	3
操作后处理	5	1. 正确处理用物	3
		2. 洗手（七步洗手法）、脱口罩	2
操作整体评价	10	1. 操作娴熟，动作迅速、规范、连贯，无菌观念强	10
		2. 完成整体操作，动作连贯性和规范性欠缺	7
		3. 仅完成整体操作流程	4
		4. 未完成整体操作流程	0
总分			

项目三 穿脱隔离衣评分标准

操作时间：10 分钟

项目	分值	操作要求	评分细则
素质要求	5	1. 着装规范（服装鞋帽整洁、不佩戴首饰）	3
		2. 指甲符合要求	2

续表

项目	分值	操作要求	评分细则
操作前准备	15	1. 隔离的环境条件及物品	3
		2. 根据病人病情和隔离的种类设定环境	3
		3. 护士准备（衣帽整洁、取下手表、卷袖过肘）	4
		4. 洗手，戴口罩	2
		5. 检查隔离衣有无破损、潮湿，大小是否合适，有无穿过	3
操作过程	65	**穿隔离衣**	
		1. 拿、取隔离衣方法正确	5
		2. 穿衣袖和系领口方法正确，无污染	10
		3. 系袖口方法正确，无污染	5
		4. 后侧边缘对齐，折叠方法正确，不污染	10
		5. 腰带打结方法正确，不污染工作服	5
		脱隔离衣	
		1. 解腰带方法正确	3
		2. 解袖口、塞袖法正确，不污染	5
		3. 刷手正确（范围、方法）	5
		4. 解衣领方法正确	2
		5. 脱袖方法正确、不污染	5
		6. 双手退出，脱衣方法正确	5
		7. 悬挂隔离衣方法正确	5
操作后处理	5	1. 正确处理用物	3
		2. 洗手（七步洗手法）、脱口罩	2
操作整体评价	10	1. 操作娴熟，动作迅速、规范、连贯，无菌观念强	10
		2. 完成整体操作，动作连贯性和规范性欠缺	7
		3. 仅完成整体操作流程	4
		4. 未完成整体操作流程	0
总分			

项目四　口腔护理技术操作考核评分标准

操作时间：10 分钟

项目	分值	操作要求	评分细则
素质要求	5	1. 着装规范（服装鞋帽整洁、不佩戴首饰）	3
		2. 指甲符合要求	2

续表

项目	分值	操作要求	评分细则
操作前准备	18	1. 核对医嘱及执行单，核对病人	2
		2. 评估病人年龄、病情、意识、配合程度、口腔情况	4
		3. 评估病室环境：宽敞、明亮、光线充足	2
		4. 解释操作目的、方法、注意事项，取得病人的配合	4
		5. 洗手，戴口罩	3
		6. 备齐用物，放置合理	3
操作过程	60	1. 携用物至床旁，核对病人床号、姓名、腕带等	3
		2. 协助病人侧卧或仰卧，头偏向一侧，面向护士	4
		3. 颌下铺巾，弯盘置于病人口角旁	4
		4. 倒漱口液，湿润并清点棉球数量	5
		5. 湿润口唇	5
		6. 协助病人用吸水管漱口；昏迷病人禁止漱口	5
		7. 口腔评估：一手持手电筒，一手持压舌板观察口腔情况	5
		8. 按顺序擦拭，擦洗顺序、方法正确	12
		9. 擦洗完毕再次清点棉球数量	4
		10. 再次漱口，纱布擦净口唇	5
		11. 再次评估口腔状况	4
		12. 润唇：口唇涂润唇膏或液体石蜡，酌情涂药	4
操作后处理	7	1. 撤去弯盘和治疗巾	2
		2. 协助病人取舒适卧位，整理床单位	3
		3. 分类处置用物，洗手，记录	2
操作整体评价	10	1. 操作娴熟，动作迅速、规范、连贯，体现人文关怀	10
		2. 完成整体操作，动作连贯性和规范性欠缺	7
		3. 仅完成整体操作流程	4
		4. 未完成整体操作流程	0
总分			

项目五　生命体征监测评分标准

操作时间：10分钟

项目	分值	操作要求	评分细则
素质要求	5	1. 着装规范（服装鞋帽整洁、不佩戴首饰）	3
		2. 指甲符合要求	2

项目	分值	操作要求	评分细则
评估	10	1. 护士至床旁，核对床号、床头卡，询问病人姓名	2
		2. 评估病人意识、年龄、病情，告知操作目的	2
		3. 评估病人合作程度	2
		4. 了解病人是否存在影响测量结果的因素（口述）	2
		5. 评估病室环境：安静、整洁、光线充足	2
操作前准备	13	1. 洗手	2
		2. 备齐用物，放置合理	4
		3. 检查体温计、血压计等无破损，清点体温计数目	3
		4. 携带用物至床旁，核对床号、床头卡，询问病人姓名并向病人解释	4
操作过程	47	**测量腋温**	
		1. 安置体位：协助病人采取舒适卧位	2
		2. 解开纽扣，擦拭汗液	4
		3. 将体温计放置于腋下，嘱病人屈臂过胸夹紧，10 分钟后取出（口述口温、肛温测量部位、方法和时间）	6
		测量脉搏	
		1. 用食指、中指、无名指轻压于桡动脉上，计时 30 秒	4
		2. 说明异常脉搏，危重病人需测量 1 分钟	4
		3. 说明脉搏细弱难测量时用听诊器在心尖部测量心率	4
		4. 说明脉搏短绌者应由两名护士同时测量心率、脉搏	4
		测量呼吸	
		似诊脉状，观察胸廓起伏，计时 30 秒 口述异常呼吸测量时间；危重病人测量方法	4
		测量血压	
		1. 将血压计零点与被测量肢体置于同一水平，打开血压计	4
		2. 驱尽袖带内空气，系上袖带，下缘距肘窝 2～3cm，松紧以能插入一指为宜	3
		3. 置听诊器于肱动脉搏动最明显处，一手固定，另一手控制血压计，测量数值	4
		4. 驱尽袖带内空气，解开袖带，关闭血压计	4
操作后处理	15	1. 告诉病人测量数值	3
		2. 说明结果如有异常应复测并通知医生	3
		3. 整理床单位，协助病人取舒适卧位	3
		4. 洗手、记录（报告操作完毕）	3
		5. 处理用物，分类放置	3

续表

项 目	分值	操作要求	评分细则
操作整体评价	10	1.操作娴熟，动作迅速、规范、连贯，体现人文关怀	10
		2.完成整体操作，动作连贯性和规范性欠缺	7
		3.仅完成整体操作流程	4
		4.未完成整体操作流程	0
总分			

项目六 鼻塞（鼻导管）吸氧技术操作考核评分标准

操作时间：7分钟

项 目	分值	操作要求	评分细则
素质要求	5	1.着装规范（服装鞋帽整洁、不佩戴首饰）	3
		2.指甲符合要求	2
评估	10	1.护士至床旁，核对床号、床头卡，询问病人姓名	2
		2.评估病人意识、年龄、病情、缺氧的程度	2
		3.评估病人合作程度、鼻腔情况	2
		4.告知操作目的、配合方法（口述）	2
		5.评估病室环境：安静、整洁、光线充足，远离火源	2
操作前准备	13	1.洗手，戴口罩	2
		2.备齐用物，放置合理	4
		3.检查湿化瓶与导管的连接是否通畅	3
		4.携带用物至床旁，核对床号、床头卡、手腕带，询问病人姓名并向病人解释	4
操作过程	47	1.安置体位：协助病人采取舒适卧位	3
		2.清洁鼻腔	3
		3.连接鼻塞（鼻导管）	3
		4.按需要正确调节氧气流量	4
		5.鼻氧管前端放入小药杯冷开水中湿润，并检查鼻氧管是否通畅	4
		6.鼻塞（鼻导管）插入深度合适	4
		7.导管固定牢固，美观	4
		8.记录用氧时间	3
		9.取下鼻塞（鼻导管）方法正确	4
		10.关闭氧气顺序正确	4
		11.帮助病人清洁面部	3
		12.记录停氧时间	4
		13.操作步骤正确（先拔管后关氧气表）	4

续表

项目	分值	操作要求	评分细则
操作后处理	15	1. 妥善安置病人和整理用物，洗手并执行签字	3
		2. 告知病人不要自行摘除鼻导管或者调节氧流量	3
		3. 告知病人如感到鼻咽部干燥不适或者胸闷憋气时，应当及时通知医护人员	5
		4. 告知病人有关用氧安全的知识	4
操作整体评价	10	1. 操作娴熟，动作迅速、规范、连贯，体现人文关怀	10
		2. 完成整体操作，动作连贯性和规范性欠缺	7
		3. 仅完成整体操作流程	4
		4. 未完成整体操作流程	0
总分			

项目七　经鼻／口腔吸痰法技术操作考核评分标准

操作时间：10 分钟

项目	分值	操作要求	评分细则
素质要求	5	1. 着装规范（服装鞋帽整洁、不佩戴首饰）	3
		2. 指甲符合要求	2
评估	15	1. 核对医嘱	2
		2. 评估病人意识、年龄、病情、口及鼻腔情况，有无将呼吸道分泌物排出的能力、心理状态及合作程度；告知病人及家属操作目的、方法、注意事项及配合要点	5
		3. 确认吸痰器处于完好备用状态	5
		4. 评估周围环境：温湿度适宜、光线适中	3
操作前准备	8	1. 洗手，戴口罩	3
		2. 备齐用物，放置合理	5
操作过程	52	1. 携用物至床旁，核对病人并解释	5
		2. 协助病人采取舒适卧位	4
		3. 连接导管，接通电源，打开开关	4
		4. 检查吸引器性能，调节合适的负压	6
		5. 检查口鼻腔，取下活动义齿	2
		6. 连接吸痰管，滑润冲洗吸痰管	4
		7. 插管吸痰：如经口腔吸痰，告诉病人张口。对昏迷病人可以使用压舌板及口咽通气管帮助其张口	2
		8. 插管深度适宜，吸痰时轻轻左右旋转，吸痰管上提吸痰	8
		9. 吸痰管退出时，在冲洗罐中用生理盐水抽吸	5
		10. 吸痰毕，取出压舌板及口咽通气管	4
		11. 清洁病人的口鼻	4

续表

项目	分值	操作要求	评分细则
操作过程	52	12. 整理床单位，协助病人取舒适体位	4
操作后处理	10	物品处理，洗手，记录；病人安置舒适；床单位整洁	10
操作整体评价	10	1. 操作娴熟，动作迅速、规范、连贯，体现人文关怀	10
		2. 完成整体操作，动作连贯性和规范性欠缺	7
		3. 仅完成整体操作流程	4
		4. 未完成整体操作流程	0
总分			

项目八 鼻饲法评分标准

操作时间：15 分钟

项目	分值	操作要求	评分细则
素质要求	5	1. 着装规范（服装鞋帽整洁、不佩戴首饰）	3
		2. 指甲符合要求	2
评估	10	1. 了解病人病情、鼻腔情况及合作程度，倾听病人的需要和反应	5
		2. 解释、指导，取得病人的配合	5
操作前准备	7	1. 备齐用物，放置合理	3
		2. 洗手，戴口罩	2
		3. 环境安静、清洁	2
操作过程	64	**置胃管**	
		1. 核对：携执行单及用物到病人床旁，核对姓名，做好解释	2
		2. 卧位：根据病情选择合适卧位	2
		3. 铺治疗巾，清洁鼻腔，确定剑突位置	3
		4. 戴手套，检查胃管是否通畅	2
		5. 测量插入胃管长度	2
		6. 润滑胃管前端	2
		7. 再次核对	2
		8. 自鼻孔缓慢插入胃管，插至 10～15cm 时嘱病人做吞咽动作，并顺势轻轻插入［口述：如不能配合者，左手将病人头部托起，使下颌靠近胸骨柄，将胃管沿后壁滑行缓缓插入至预定长度（颈椎骨折者禁用）］	6
		9. 观察病人反应（口述：发生恶心呕吐、呼吸困难、呛咳、发绀及插入不畅的应对方法）	6
		10. 查看胃管是否盘在口腔，脱手套，初步固定胃管（鼻翼）	4
		11. 检测：确认在胃内（口述：确定胃管在胃内的方法），妥善固定（面颊部）并贴标识	10
		12. 洗手，核对后在执行单签字	2

续表

项目	分值	操作要求	评分细则
操作过程	64	**鼻饲**	
		1. 喂食步骤正确、速度适宜（先抽试，再冲水、灌食）	5
		2. 食量、温度适宜（口述：食量、温度）	5
		3. 操作中注意观察病人反应	5
		4. 喂食完毕用适量温水冲洗、清洁管腔	3
		5. 正确处理管端（管子末端反折，纱布包好夹紧）	3
操作后处理	9	1. 妥善安置病人、整理床单位	2
		2. 向病人解释相关注意事项	5
		3. 用物处理正确并记录	2
操作整体评价	5	1. 操作娴熟，动作迅速、规范、连贯，体现人文关怀	5
		2. 完成整体操作，动作连贯性和规范性欠缺	3
		3. 仅完成整体操作流程	1
		4. 未完成整体操作流程	0
总分			

项目九　留置导尿术评分标准

男病人留置导尿术评分标准

操作时间：15 分钟

项目	分值	操作要求	评分细则
素质要求	5	1. 着装规范（服装鞋帽整洁、不佩戴首饰）	3
		2. 指甲符合要求	2
操作前准备	10	1. 评估：病人年龄、性别、临床诊断、意识状态、生命体征、合作程度、心理状况、自理能力、膀胱充盈程度、会阴部皮肤黏膜情况及清洁度	3
		2. 环境准备：注意保暖，保护隐私	2
		3. 解释：向病人及家属解释留置导尿的目的、方法、注意事项和配合要点。根据病人的自理能力，嘱其清洁外阴	3
		4. 准备用物（根据操作需要准备）	2
操作过程	70	1. 核对：核对病人床号、姓名及手腕带	2
		2. 准备：将床尾椅移至同侧床尾，便盆放在床尾椅上，打开便盆巾。松开床尾盖被，将病人对侧裤腿脱去盖于近侧腿部并盖上浴巾，对侧腿用盖被遮盖	3
		3. 准备体位：协助病人取屈膝仰卧位，两腿略外展，暴露外阴	4
		4. 垫巾：将橡胶单与治疗巾垫于病人臀下，弯盘置于近外阴处。消毒双手，核对检查并打开导尿包，取出初步消毒用物。操作者一只手戴上手套，将消毒液棉球倒入小方盘内	5

续表

项目	分值	操作要求	评分细则
操作过程	70	5. 初步消毒：左手戴手套，右手持镊子夹棉球，依次消毒阴阜、阴茎、阴囊。然后左手用无菌纱布裹住阴茎将包皮向后推，暴露尿道口。自尿道口向外后旋转擦拭尿道口、龟头及冠状沟	6
		6. 消毒完毕将小方盘、弯盘移至床尾，脱下手套	3
		7. 打开导尿包：用洗手消毒液消毒双手后，将导尿包放在病人两腿间，按无菌技术操作原则打开治疗巾	5
		8. 戴取无菌手套，铺孔巾：按无菌技术操作原则戴好无菌手套，取出孔巾，铺在病人外阴处，暴露外阴	5
		9. 整理用物，润滑导尿管：按照使用顺序整理好用物，取出导尿管，润滑导尿管前段，连接集尿袋	5
		10. 再次消毒：将弯盘移至近外阴处，一只手用无菌纱布裹住阴茎将包皮向后推，暴露尿道口，依次消毒尿道口、龟头及冠状沟	6
		11. 操作中核对病人	2
		12. 导尿：提起阴茎与腹壁成60°角，嘱病人张口呼吸，右手用镊子持导尿管插入尿道20～22cm，见尿液再插入7～10cm（口述插管深度）	10
		13. 固定：连接注射器，根据导尿管上注明的气囊容积向气囊注入等量的无菌溶液。轻拉导尿管感到阻力即证实在膀胱内	3
		14. 固定集尿袋：夹闭引流管，撤下孔巾，擦净外阴，用安全别针将集尿袋的引流管固定在床单上，集尿袋固定于床沿下低于膀胱的位置，开放导尿管	5
		15. 贴导尿管标签并记录置管时间	2
		16. 整理用物：撤出病人臀下的橡胶单和治疗巾，垃圾分类处理，脱去手套	2
		17. 协助病人穿好裤子，取舒适卧位，整理床单位	2
操作后处理	5	1. 操作后查对	2
		2. 洗手，记录，向病人及家属讲解下床时注意事项	3
操作整体评价	10	1. 操作娴熟，动作迅速、规范、连贯，体现人文关怀	10
		2. 完成整体操作，动作连贯性和规范性欠缺	7
		3. 仅完成整体操作流程	4
		4. 未完成整体操作流程	0
总分			

女病人留置导尿术评分标准

操作时间：15分钟

项目	分值	操作要求	评分细则
素质要求	5	1. 着装规范（服装鞋帽整洁、不佩戴首饰）	3
		2. 指甲符合要求	2

项目	分值	操作要求	评分细则
操作前准备	13	1. 评估：病人年龄、性别、临床诊断、自理能力、膀胱充盈程度、会阴部皮肤黏膜情况及清洁度等	3
		2. 环境准备：注意保暖，保护隐私	3
		3. 解释：解释留置导尿的目的、方法等。根据病人的自理能力，嘱其清洁外阴	3
		4. 准备用物（根据操作需要准备）	4
操作过程	65	**准备工作**	
		1. 核对病人床号、姓名及手腕带	2
		2. 拉闭围帘。放置好床尾椅和便盆，协助病人脱裤子并盖好盖被	3
		3. 协助病人取屈膝仰卧位，两腿略外展，暴露外阴	3
		初步消毒	
		1. 将治疗巾垫于病人臀下，消毒双手，打开导尿包，取出初步消毒用物。戴手套，将棉球倒入方盘内	5
		2. 依次消毒阴阜、大阴唇，消毒小阴唇和尿道口	6
		再次消毒	
		1. 消毒双手，将导尿包放在病人两腿间，打开治疗巾	4
		2. 戴好手套，取出孔巾铺在病人外阴处，暴露会阴	4
		3. 整理用物，取出导尿管，润滑导尿管，连接集尿袋，检查气囊	4
		4. 将弯盘置于外阴处，一手分开并固定小阴唇，一手持镊子夹取消毒液棉球，再次消毒	6
		5. 操作中核对病人	2
		导尿	
		嘱病人张口呼吸，右手用镊子持导尿管插入尿道 4～6cm，见尿液再插入7～10cm（口述插管深度）	6
		固定记录	
		1. 根据导尿管上注明的气囊容积向气囊注入等量的无菌溶液	6
		2. 夹闭引流管，撤下孔巾，擦净外阴，将集尿袋固定于床沿下，开放导尿管。贴标签并记录时间	8
		整理	
		整理用物，协助病人穿好裤子，整理床单位	6
操作后处理	5	1. 操作后查对	2
		2. 洗手，记录，向病人及家属讲解下床时注意事项	3
操作整体评价	12	1. 操作娴熟，动作迅速、规范、连贯，体现人文关怀	12
		2. 完成整体操作，动作连贯性和规范性欠缺	8
		3. 仅完成整体操作流程	4
		4. 未完成整体操作流程	0
总分			

项目十　大量不保留灌肠评分标准

操作时间：10 分钟

项目	分值	操作要求	评分细则
素质要求	5	1. 着装规范（服装鞋帽整洁、不佩戴首饰）	3
		2. 指甲符合要求	2
评估	10	1. 了解病人病情、排便情况及理解配合程度	5
		2. 向病人讲解操作的目的、方法、注意事项和配合要点	5
操作前准备	10	1. 洗手，戴口罩	2
		2. 备齐用物，顺序放置	2
		3. 灌肠液配制正确（浓度、量、温度）	4
		4. 环境安静、清洁（关门窗、围屏风）	3
		5. 保护病人隐私	2
操作过程	62	**灌肠**	
		1. 核对：携执行单及用物到病人床旁，核对床号、姓名及灌肠溶液	2
		2. 准备体位：协助病人取左侧卧位，双腿屈曲，褪裤至膝部，臀部移至床沿	2
		3. 及时盖被，暴露臀部，消毒双手	4
		4. 臀下铺巾，置盘	6
		5. 取出灌肠袋，关闭灌肠袋开关，测量温度，灌肠袋高度适宜（40～60cm）	6
		6. 戴手套	2
		7. 肛管润滑充分	2
		8. 排气方法正确，溶液不沾湿床单、地面	4
		9. 插管动作轻，手法正确	4
		10. 肛管插入深度适宜（口述插入深度）	6
		11. 打开开关，固定肛管不脱出，不漏液	2
		12. 观察液体流入情况，口述液体流入不畅处理方法	5
		13. 随时了解病人耐受情况并正确指导	5
		14. 拔管方法正确（夹管无回流、滴液）	2
		15. 拔出肛管放置妥当	4
		16. 脱手套，洗手	2
		17. 向病人交代事项（保留时间、排便等）	4
操作后处理	5	1. 妥善安置病人及床单位；使用后用物处理正确	2
		2. 洗手后正确记录	3

续表

项目	分值	操作要求	评分细则
操作整体评价	5	1. 操作娴熟，动作迅速、规范、连贯，体现人文关怀	5
		2. 完成整体操作，动作连贯性和规范性欠缺	3
		3. 仅完成整体操作流程	1
		4. 未完成整体操作流程	0
总分			

项目十一　皮内注射评分标准

操作时间：15分钟

项目	分值	操作要求	评分细则
素质要求	5	1. 着装规范（服装鞋帽整洁、不佩戴首饰）	3
		2. 指甲符合要求	2
操作前准备	15	1. 了解病人病情、合作程度、过敏史、用药史、家族史、酒精过敏史及注射部位皮肤状况	6
		2. 解释操作目的、方法、配合要点、注意事项	4
		3. 备齐用物，放置合理	3
		4. 洗手，戴口罩	2
操作过程	56	**抽吸药液**	
		1. 核对	3
		2. 检查药物及无菌物品正确	4
		3 安瓿、药瓶使用正确（锯、消毒及打开方法），不污染	4
		4. 取用无菌镊方法正确，不污染	2
		5. 取用注射器正确，不污染	2
		6. 抽吸药液方法正确，不污染，剂量准确	5
		7. 抽吸后置于无菌盘内，不污染	3
		注射	
		1. 核对，向病人解释	4
		2. 选择注射部位正确	4
		3. 消毒液、消毒方法、范围正确（口述消毒范围）	6
		4. 排气方法正确，不浪费药	4
		5. 再次核对，绷紧皮肤，持针正确	6
		6. 调节针尖斜面方向，进针角度、深度正确	3
		7. 不抽回血	2
		8. 注射剂量准确，皮丘符合要求	4

续表

项目	分值	操作要求	评分细则
操作后处理	19	1. 再次核对；向病人交代注意事项（不远离、不按揉，有不适及时告知）	8
		2. 用物处置得当	3
		3. 洗手，执行签字	4
		4. 准确观察反应（时间、结果、判断）	4
操作整体评价	5	1. 操作娴熟，动作迅速、规范、连贯，体现人文关怀	5
		2. 完成整体操作，动作连贯性和规范性欠缺	3
		3. 仅完成整体操作流程	1
		4. 未完成整体操作流程	0
总分			

项目十二　皮下注射评分标准

操作时间：15 分钟

项目	分值	操作要求	评分细则
素质要求	5	1. 着装规范（服装鞋帽整洁、不佩戴首饰）	3
		2. 指甲符合要求	2
操作前准备	15	1. 了解病情、药物过敏史及局部皮肤状况	5
		2. 解释操作目的及配合、注意事项	5
		3. 备齐用物，放置合理	3
		4. 洗手，戴口罩	2
操作过程	65	**安全与舒适**	
		1. 环境清洁、舒适，光线适宜，必要时用屏风遮挡病人	3
		2. 病人卧位正确，注意保暖	2
		抽吸药液	
		1. 核对	3
		2. 检查药物及无菌物品	4
		3. 安瓿、药瓶使用正确（锯、消毒、打开方法）	4
		4. 取注射器时方法正确，针头无污染	3
		5. 抽吸药液的方法正确，无污染，剂量准确	5
		6. 无菌注射盘的使用正确，无污染	4
		注射	
		1. 注射前，向病人解释并再次核对	3
		2. 正确选择注射部位、定位准确	5
		3. 消毒皮肤范围、方法正确	5

续表

项 目	分值	操作要求	评分细则
操作过程	65	4. 排气手法正确，无污染和药液浪费	3
		5. 进针稳、准，角度、深度适宜	5
		6. 注药前抽回血，注药速度适宜	5
		7. 关心病人，密切观察并询问病人反应	5
		8. 拔针方法正确	3
		9. 再次核对	3
操作后处理	5	1. 整理治疗车，使用过的物品处理正确	3
		2. 协助病人恢复卧位，洗手；执行签字	2
操作整体评价	10	1. 操作娴熟，动作迅速、规范、连贯，体现人文关怀	10
		2. 完成整体操作，动作连贯性和规范性欠缺	7
		3. 仅完成整体操作流程	4
		4. 未完成整体操作流程	0
总分			

项目十三　肌内注射法评分标准

操作时间：10 分钟

项 目	分值	操作要求	评分细则
素质要求	5	1. 着装规范（服装鞋帽整洁、不佩戴首饰）	3
		2. 指甲符合要求	2
操作前准备	17	1. 了解病人病情、药物过敏史、合作程度及注射部位状况	5
		2. 向病人讲解、指导方法、目的、注意事项、药物作用和配合方法	5
		3. 环境评估，符合操作要求	3
		4. 洗手，戴口罩	2
		5. 备齐用物，放置合理	2
操作过程	68	**抽吸药液**	
		1. 核对	3
		2. 检查药物及无菌物品正确	4
		3. 安瓿、药瓶使用正确（锯、消毒及打开方法），不污染	5
		4. 取用无菌镊方法正确，不污染	2
		5. 取用注射器正确，不污染	3
		6. 抽吸药液方法正确，不污染，剂量准确	5
		7. 抽吸后置于无菌盘内，不污染	3

续表

项目	分值	操作要求	评分细则
操作过程	68	**注射**	
		1. 注射前，向病人解释、核对	4
		2. 卧位正确（侧卧位或坐位），保护隐私，注意保暖	4
		3. 正确选择注射部位（臀大肌），定位准确（十字法 / 联线法）	6
		4. 消毒皮肤范围、方法正确，遵守无菌原则	4
		5. 排气手法正确，无污染和药液浪费	4
		6. 进针前再次核对	3
		7. 进针稳、准，角度（针梗与皮肤成 90°）、深度适宜	4
		8. 注药前抽回血，未见回血，注药速度适宜	4
		9. 关心病人，密切观察并询问病人反应	4
		10. 拔针及按压方法正确	2
		11. 再次核对，交代注意事项	2
		12. 整理床单位，为病人取舒适卧位 / 体位	2
操作后处理	4	1. 整理治疗车，使用过的物品处理正确	2
		2. 洗手，记录	2
操作整体评价	6	1. 操作娴熟，动作迅速、规范、连贯，体现人文关怀	6
		2. 完成整体操作，动作连贯性和规范性欠缺	4
		3. 仅完成整体操作流程	2
		4. 未完成整体操作流程	0
总分			

项目十四 静脉输液法评分标准

操作时间：15 分钟

项目	分值	操作要求	评分细则
素质要求	5	1. 着装规范（服装鞋帽整洁、不佩戴首饰）	3
		2. 指甲符合要求	2
操作前准备	12	1. 了解病人年龄和病情、皮肤和血管的状况、自理能力及合作程度、药物作用等	4
		2. 告知病人输液方法、目的	2
		3. 嘱病人排尿后取舒适体位	2
		4. 洗手，戴口罩	2
		5. 备齐用物，放置合理	2

续表

项目	分值	操作要求	评分细则
操作过程	65	**环境评估**	
		1. 环境清洁、宽敞、明亮、安静，温度适宜	2
		2. 评估环境对输液有否影响	2
		准备药液	
		1. 认真核对医嘱、输液卡	2
		2. 检查溶液、药液、输液器、注射器	2
		3. 取用输液器、注射器方法正确，不污染	2
		4. 药瓶（安瓿）处理消毒方法正确，不污染；	2
		5. 抽药、加药剂量准确，方法正确	2
		6. 连接输液器方法正确，不污染	2
		输液操作	
		1. 核对并向病人解释	4
		2. 挂输液瓶，进行第一次排气，检查有无气泡	4
		3. 茂菲氏滴管内液面高度适宜	4
		4. 选择血管方法正确，尊重病人意愿	4
		5. 消毒皮肤范围、方法正确	4
		6. 准备输液贴，放置位置恰当	4
		7. 系止血带部位适当	4
		8. 二次排气并对光检查有无气泡；药液无浪费	4
		9. 进针前再次核对病人和药物情况	2
		10. 进针稳准，一针见血（退针一次扣2分）	4
		11. 及时"三松"（止血带、调节器、拳头）	3
		12. 正确固定针头（牢固、美观）	3
		13. 合理调节滴速	4
		14. 操作后再次核对并记录	4
		15. 交代输液时注意事项	4
操作后处理	6	1. 安置病人，整理治疗车，整理床单位	2
		2. 用物处理正确，洗手，脱口罩，记录	3
操作整体评价	5	1. 操作娴熟，动作迅速、规范、连贯，体现人文关怀	5
		2. 完成整体操作，动作连贯性和规范性欠缺	3
		3. 仅完成整体操作流程	1
		4. 未完成整体操作流程	0
总分			

项目十五 静脉输血法评分标准

操作时间：15 分钟

项目	分值	操作要求	评分细则
素质要求	5	1. 着装规范（服装鞋帽整洁、不佩戴首饰）	3
		2. 指甲符合要求	2
操作前准备	10	1. 评估环境（整洁、安静、舒适、安全），治疗台面清洁、干燥，调好输液架	5
		2. 准备用物（根据操作需要准备）	5
操作过程	60	**核对**	
		1. 携用物至床旁	1
		2. 与另一位护士一起再次核对病人床号、姓名、腕带、年龄、住院号、病室 / 门急诊、血型、血液有效期、配血试验结果及保存血的外观	7
		检查	
		1. 检查一次性输血器完整性、有效期等	2
		2. 核对医嘱，检查生理盐水的名称、浓度和有效期等，瓶身有无裂痕；将瓶倒置检查药液是否浑浊、沉淀或絮状物出现	4
		3. 消毒瓶口	2
		插输液器	
		1. 取出一次性输血器，持瓶盖穿刺针插入瓶塞至针头根部，关紧调节器，固定针栓和护针帽	4
		2. 再次核对无误后将输液瓶挂于输液架上	2
		建立静脉通道	
		按静脉输液法建立静脉通道，输入少量生理盐水	2
		摇匀血液	
		以手腕旋转动作将血袋内的血液轻轻摇匀	5
		连接血袋进行输血	
		1. 戴手套	3
		2. 打开储血袋封口，常规消毒或用安尔碘消毒开口处塑料管，将输血器针头从生理盐水瓶上拔下，插入输血器的输血接口	6
		3. 缓慢将储血袋倒挂于输液架上	3
		调节滴数	
		1. 开始滴数不超过 20 滴 / 分	5
		2. 观察 15 分钟后，如无不良反应后再根据病情和年龄调节滴数。成人一般 40 ～ 60 滴 / 分，儿童酌减	5

续表

项目	分值	操作要求	评分细则
操作过程	60	**操作后查对**	
		1.病人的床号、姓名、腕带、年龄、住院号、病室/门急诊、血型、血液有效期、配血试验结果及保存血的外观	4
		2.在输液牌上记录输血时间，签全名，挂于输液架上	2
		交代注意事项	
		告知病人静脉输液的注意事项，将呼叫器放置于病人易取得的地方	3
操作后处理	5	1.正确处理用物	2
		2.洗手，记录。	3
巡视	4	病人输血过程中严密巡视，观察有无输血反应的征象	4
输血完毕的处理	6	1.更换生理盐水进行滴注，直到输血器里的血液全部输入体内再拔针	2
		2.交代注意事项，协助病人取舒适体位	2
		3.正确处理用物，输血袋送至输血科保留24小时	2
操作整体评价	10	1.操作娴熟，动作迅速、规范、连贯，体现人文关怀	10
		2.完成整体操作，动作连贯性和规范性欠缺	7
		3.仅完成整体操作流程	4
		4.未完成整体操作流程	0
总分			

项目十六　心肺复苏技术操作考核评分标准

操作时间：5分钟

项目	分值	评分细则	评分细则
素质要求	5	仪表端庄，服装整洁	5
评估	5	1.发现病人倒地，评估现场环境，口述环境是否安全	2
		2.跑向病人并双膝跪于病人一侧	3
操作过程	75	**评估病人**	
		1.判断病人意识：呼叫病人、轻拍病人肩部；确认病人意识丧失	3
		2.同时判断病人呼吸与颈动脉搏动：通过看、听、感觉三步完成，无反应表示呼吸停止。救护者一手食指和中指指尖触及病人气管正中部（相当于喉结的部位），旁开两指，至胸锁乳突肌前缘凹陷处。判断时间5～10秒	5
		3.立即呼救，呼叫帮助、请求拨打120，如有可能获得AED（或除颤仪）；	3
		4.置病人于心肺复苏体位，看表，记录时间	2

续表

项目	分值	评分细则	评分细则
操作过程	75	**胸外心脏按压**	
		1. 充分暴露病人胸前区，并松解裤带	5
		2. 按压部位：两乳头连线及胸骨交界处	5
		3. 按压手法：双肘关节伸直，利用上半身的体重和肩臂力量，垂直向下按压。放松时掌根不要离开按压处	5
		4. 按压幅度：使胸骨下陷 5～6cm，胸壁完全回弹	5
		5. 按压频率：100～120 次／分	5
		开放气道	
		1. 检查颈部有无损伤，打开病人口腔，如有分泌物或异物，立即将头偏向一侧并清除，如有义齿应取出	5
		2. 开放气道，采用适合的方式（仰头提颏法、仰头抬颈法或双下颌上提法）打开气道	5
		口对口人工呼吸	
		1. 将纱布盖于病人口鼻处，一手紧捏病人鼻翼	5
		2. 正常吸气，用自己的口包住病人的口，不漏气	5
		3. 有效吹气 2 次，同时观察胸廓是否隆起	5
		4. 按压与吹气之比 30:2，连续操作 5 个循环	2
		判断复苏效果	
		1. 扪及大动脉搏动，血压维持在 60mmHg 以上	2
		2. 口唇、甲床、皮肤颜色由发绀转为红润	2
		3. 瞳孔随之缩小	2
		4. 呼吸逐渐恢复	2
		5. 昏迷变浅，出现反射或挣扎	2
操作后处理	5	1. 整理病人衣服，头侧向一侧	3
		2. 口述：给予复苏后监护，尽早开展高级生命支持。看表，洗手，记录	2
操作后整体评价	10	1. 操作娴熟，动作迅速、规范、连贯，体现人文关怀	10
		2. 完成整体操作，动作连贯性和规范性欠缺	7
		3. 仅完成整体操作流程	4
		4. 未完成整体操作流程	0
总分			

项目十七　自动洗胃机洗胃法评分标准

操作时间：10 分钟

项目	分值	操作要求	评分细则
素质要求	5	1. 着装规范（服装鞋帽整洁、不佩戴首饰）	3
		2. 指甲符合要求	2
评估	10	1. 了解病情，服毒物的名称、剂量及时间	4
		2. 了解口鼻腔皮肤和黏膜情况	4
		3. 安抚，争取合作、理解	2
操作前准备	10	1. 检查洗胃机的性能及管道连接是否正确	4
		2. 病人取左侧卧位，或去枕平卧，头偏向一侧	3
		3. 洗手，戴口罩、戴手套	3
操作过程	55	**安全与舒适**	
		1. 向病人及家属告知洗胃配合及事项	5
		2. 根据病情准备用物及洗胃液	3
		3. 病人接受操作的环境舒适	2
		自动洗胃机洗胃法	
		1. 接电源，打开电源开关	3
		2. 管道连接正确，调"洗胃次数为零"	3
		3. 围裙围于胸前，弯盘及纱布置于口角旁，润滑胃管	3
		4. 插管方法正确，浓度适宜	5
		5. 确定胃管在胃内	5
		6. 胃管连接洗胃机管道正确、牢固	5
		7. 按工作开关键，自动灌洗的方法正规	5
		8. 观察洗出液的量、颜色、气味，毒物不明时留取标本送检	5
		9. 严密观察病情、生命体征	3
		10. 洗毕停机的方法正确	5
		11. 拔管方法正确	3
操作后处理	10	1. 清洁病人面部，协助病人漱口	5
		2. 洗胃机处理方法正确	3
		3. 洗手，记录	2
操作整体评价	10	1. 操作娴熟，动作迅速、规范、连贯，体现人文关怀	10
		2. 完成整体操作，动作连贯性和规范性欠缺	7
		3. 仅完成整体操作流程	4
		4. 未完成整体操作流程	0
总分			

项目十八　心电监测评分标准

操作时间：10 分钟

项目	分值	操作要求	评分细则
素质要求	5	1. 着装规范（服装鞋帽整洁、不佩戴首饰）	3
		2. 指甲符合要求	2
评估	10	1. 核对医嘱	2
		2. 核对病人，对清醒病人告知监测目的及方法，评估病人病情、意识状态及皮肤、肢体、指甲状况	3
		3. 确认监护仪处于完好备用状态	3
		4. 评估周围环境：温湿度适宜、光线适中，病人周围无电磁波干扰	2
操作前准备	5	1. 洗手	2
		2. 备齐用物，放置合理	3
操作过程	50	1. 携用物至床旁，核对病人并解释	3
		2. 连接监护仪电源并启动，连接电极片	2
		3. 协助病人平卧位，暴露胸部，清洁病人皮肤	5
		4. 粘贴电极片于病人身体正确部位 右上（RA）：右锁骨中线第一肋间 左上（LA）：左锁骨中线第一肋间 右下（RL）：右锁骨中线剑突水平处 左下（LL）：左锁骨中线剑突水平处 胸导（C）：胸骨左缘第四肋间	15
		5. 正确安装血压袖带	4
		6. 正确安装血氧饱和度指套	4
		7. 监护仪设置：①调整参数：设置合理心电监测指标（HR、R、BP、SPO_2）报警界线，打开报警系统。②选择清晰的导联。③调整振幅。④调整血压监测方式、间隔时间	10
		8. 整理床单位，协助病人取舒适体位	2
		9. 告知病人注意事项：不要自行移动或摘除电极；告知病人及家属不要在监护仪附近使用手机，以免干扰监测波形；指导病人学会观察电极片周围情况，如有痒痛感及时告诉医护人员	5
操作后处理	10	1. 停止心电监护：①核对病人并解释原因。②关闭监护仪，撤离导线。③清洁皮肤，安置病人。④整理并处理用物，洗手，记录。⑤对监护仪、导线等进行清洁维护（口述）	5
		2. 处理用物，洗手，记录检测数值	5
判断	10	进行心电图判读，如心房扑动、心房颤动、心室扑动、心室颤动、室性期前收缩、窦性心动过速、窦性心动过缓、一度房室传导阻滞	10

续表

项目	分值	操作要求	评分细则
操作整体评价	10	1.操作娴熟，动作迅速、规范、连贯，体现人文关怀	10
		2.完成整体操作，动作连贯性和规范性欠缺	7
		3.仅完成整体操作流程	4
		4.未完成整体操作流程	0
总分			

项目十九　简易呼吸器使用评分标准

操作时间：30 分钟

项目	分值	操作要求	评分细则
素质要求	5	仪表端庄，服装整洁	5
操作前准备	10	1.核对医嘱及病人	2
		2.评估病人年龄、病情、意识、配合程度、呼吸状况、有无活动义齿等	3
		3.环境宽敞、安全	2
		4.备齐用物，放置合理	3
操作过程	65	1.检查简易呼吸器各配件性能并连接	6
		2.携用物至床旁，核对病人床号、姓名、腕带等	4
		3.判断意识、呼吸方法正确	5
		4.记录抢救时间	2
		5.拉上床帘，移开床旁桌；去枕平卧；解开衣领，暴露胸廓，松开裤腰带。若有活动义齿应取出；若有分泌物，头偏向一侧，清除口鼻腔分泌物	10
		6.连接氧气	4
		7.开放气道：操作者站于病人头顶处；使病人头后仰，托起下颌；面罩紧扣于口、鼻部，以 EC 手法固定，避免漏气	15
		8.挤压呼吸囊：一手捏住呼吸囊的中间部分，四指并拢或略分开，均匀用力挤压呼吸囊，待呼吸囊重新膨起后开始下一次挤压，应尽量在病人吸气时挤压呼吸囊。一次挤压可有 500mL 左右的空气进入肺内，频率保持在 10 次 / 分	15
		9.挤压过程中观察病人病情变化	4
操作后处理	10	1.根据病情取合适体位，整理床单位	4
		2.正确清理用物	2
		3.洗手，记录完整抢救过程	4
操作整体评价	10	1.操作娴熟，动作迅速、规范、连贯，体现人文关怀	10
		2.完成整体操作，动作连贯性和规范性欠缺	7
		3.仅完成整体操作流程	4
		4.未完成整体操作流程	0
总分			

附录二 综合案例分析参考答案

第一章 呼吸系统疾病病人护理实践

项目一 慢性阻塞性肺疾病病人的护理

1. 目前病人主要存在哪些护理问题？

①气体交换受损 与呼吸道感染，分泌物过多等有关。②清理呼吸道无效 与呼吸道阻塞、呼吸面积减少引起通气和换气功能障碍有关。③体温过高 与肺部感染有关。④活动无耐力 与呼吸困难、氧供与氧耗失衡有关。

2. 首优护理问题是什么？针对首优问题应采取哪些护理措施？

（1）首优护理问题：气体交换受损。

（2）护理措施：①保持环境安静舒适，空气新鲜，适宜的温湿度，避免刺激性气体吸入；合理休息，可减少氧的消耗。②病人采取半卧位或端坐卧位，以便病人舒适，减轻呼吸困难。③保持呼吸道通畅，协助病人排出痰液，做好口腔护理。④氧疗。给予低流量、低浓度持续吸氧。⑤病情观察，如生命体征、神志、瞳孔、痰量及性状等。⑥心理护理。安慰病人，保持病人情绪稳定。⑦用药护理。遵医嘱用药，注意观察药物疗效及不良反应。

3. 略。

项目二 肺炎球菌性肺炎病人的护理

1. 目前病人主要存在哪些护理问题？

①体温过高 与肺部感染有关。②清理呼吸道无效 与气道分泌物多、胸痛、咳嗽无力有关。③活动无耐力 与呼吸困难、氧供与氧耗失衡有关。④潜在并发症 感染性休克。

2. 首优护理问题是什么？针对首优问题应采取哪些护理措施？

（1）首优护理问题：体温过高。

（2）护理措施：①病情观察。密切观察体温、呼吸频率、节律等变化及意识状态，注意预防高热惊厥。②休息。卧床休息，以减少氧耗量。③提供足够热量、蛋白质和维生素的流质或半流质饮食，鼓励病人多饮水。④高热护理。给予物理降温或遵医嘱给予药物降温的措施，以逐渐降温为宜，防止虚脱。⑤口腔护理。做好口腔护理，鼓励病人经常漱口。⑥用药护理。遵医嘱给予抗生素，注意观察药物疗效及不良反应。⑦对出汗多的病人，应保持衣物及床单位清洁、干燥。

3. 略。

项目三　支气管哮喘病人的护理

1. 目前病人主要存在哪些护理问题？

①气体交换受损　与呼吸道感染，分泌物过多、支气管哮喘有关。②清理呼吸道无效　与呼吸道阻塞、呼吸面积减少引起通气和换气功能障碍有关。③焦虑　与肺部感染、担心疾病预后有关。④知识缺乏　缺乏预防哮喘发作的知识。⑤潜在并发症　感染、自发性气胸、呼吸衰竭。

2. 首优护理问题是什么？针对首优问题应采取哪些护理措施？

（1）首优护理问题：气体交换受损。

（2）护理措施：①消除诱发哮喘的因素，保持室内安静、清洁、舒适，温湿度适宜，按时通风以保持空气清新。避免室内摆放花草、地毯、皮毛、羽绒，以及烟、尘埃飞扬等诱发因素，避免食用过敏性食物。②病人采取端坐卧位，使其舒适，减轻呼吸困难。③定期协助病人翻身、拍背，促使痰液拍排出。痰液黏稠时，遵医嘱予祛痰药物或使用雾化吸入、雾化吸入。无效者可用负压吸引器吸痰。④呼吸困难者可给予鼻导管低流量、持续湿化吸氧，改善呼吸。发作严重时，应做好机械通气准备工作。

3. 略。

项目四　肺结核病人的护理

1. 目前病人主要存在哪些护理问题？

①有窒息的危险　与大咯血阻塞气道有关。②体温过高　与结核菌的毒素及其代谢产物刺激中枢神经系统，造成大脑皮质功能失调有关。③活动无耐力　与结核毒性症状、机体消耗增加、营养不良、呼吸功能受损等有关。④有传染的危险　与开放性肺结核传播性强有关。⑤营养失调：低于机体需要量　与机体消耗增加、食欲减退有关。⑥知识缺乏　缺乏有关肺结核传播及化疗方面的知识。

2. 首优护理问题是什么？针对首优问题应采取哪些护理措施？

（1）首优护理问题：有窒息的危险。

（2）护理措施：①休息与体位。小量咯血静卧休息，当大咯血时绝对卧床休息，患侧卧位。②饮食。大咯血时暂禁食，随后逐渐改为温凉饮食。③病情观察。注意有无窒息先兆。④窒息的抢救配合。立即置头低足高俯卧位；及时清除呼吸道内血凝块，做好气管插管准备；高流量给氧。⑤建立静脉通道，遵医嘱用药。⑥心理疏导，指导病人咯血时不屏气。

3. 略。

项目五　肺癌病人的护理

1. 目前病人主要存在哪些护理问题？

①气体交换受损　与肿瘤压迫支气管，引起部分气道堵塞有关。②疼痛　与癌细胞浸润、肿瘤压迫或转移有关。③恐惧　与肺癌的确诊、对治疗无信心及病痛的折磨和预感到死亡威胁等有关。④营养失调：低于机体的需要量　与癌肿致机体过度消耗，摄入不足，感染、疼痛和化疗反应所致呕吐、食欲下降有关。

2.首优护理问题是什么？针对首优问题应采取哪些护理措施？

（1）首优问题：气体交换受损。

（2）护理措施：①维持呼吸道通畅：痰液黏稠不易咳出者，可用糜蛋白酶、地塞米松、氨茶碱等药物行雾化吸入；对于咳痰无力、呼吸道分泌物滞留的病人，用吸痰管行深部吸痰，必要时经支气管镜吸出分泌物。遵医嘱给予支气管扩张剂、祛痰剂等药物，以改善呼吸状况。呼吸功能失常者，根据需要应用机械通气治疗。术后常规给予鼻导管吸氧 2～4L/min，可根据血气分析结果调整给氧浓度，病人清醒后立即鼓励并协助其深呼吸和咳嗽。②病情监测。观察呼吸频率、节律及深度，双肺呼吸音；观察有无气促、发绀等缺氧征象及动脉血氧饱和度情况，若有异常及时通知医师。③控制感染。如病人合并有慢性支气管炎、肺内感染，应及时采集痰液及咽部分泌物做细菌培养，遵医嘱给予抗生素及雾化吸入，以控制感染。④呼吸功能训练。指导病人练习腹式深呼吸、有效咳嗽和翻身，促进肺扩张，减轻术后伤口疼痛和加深呼吸运动，以有效配合术后康复，预防肺部并发症的发生。

3.略。

项目六 呼吸衰竭病人的护理

1.目前病人主要存在哪些护理问题？

①低效型呼吸型态 与通气不足、肺内解剖分流增加、通气/血流比例失调，不能进行有效呼吸有关。②清理呼吸道无效 与分泌物增加、黏稠，气道湿度降低和无效咳嗽有关。③焦虑 与健康状况的改变、病情危重有关。④营养失调：低于机体需要量 与食欲降低、摄入减少、痰液增多、呼吸困难有关。⑤潜在并发症 重要脏器缺氧性损伤等。

2.首优护理问题是什么？针对首优问题应采取哪些护理措施？

（1）首优问题：低效型呼吸型态。

（2）护理措施：①体位、休息与活动。帮助病人取半卧位或坐位，趴伏在床桌上，增加辅助呼吸肌的效能。嘱病人卧床休息，尽量减少活动和不必要的操作，以减少体力消耗，降低耗氧量。室内保持合适的温湿度，冬季注意保暖，避免直接吸入冷空气。②给氧。Ⅱ型呼吸衰竭病人予低浓度（< 35%）持续给氧，以防因缺氧完全纠正，反而导致呼吸抑制，加重缺氧和 CO_2 潴留。注意观察氧疗效果，根据动脉血气分析结果和病人的临床表现，及时调整吸氧流量或浓度，防止氧中毒和 CO_2 麻醉。对于低氧血症不能有效改善的病人，应做好气管插管和机械通气的准备，配合医生进行气管插管和机械通气。③病情监测。观察呼吸频率、节律和深度，呼吸困难的程度。观察缺氧及 CO_2 潴留情况，观察有无发绀、球结膜水肿、肺部有无异常呼吸音及啰音。观察循环情况，监测心率、心律和血压。观察意识状况及神经精神症状，有无肺性脑病的表现。监测动脉血气分析和水、电解质、酸碱平衡情况。④促进有效通气。指导病人进行缩唇呼吸、腹式呼吸，以减少肺内残气量，增加有效通气量，加强呼吸肌的肌力和耐力，改善通气功能。采取各种措施保持呼吸道通畅，促进肺通气；指导病人有效咳嗽，定时翻身拍背，遵医嘱给予雾化吸入以稀释痰液，必要时予以吸痰。⑤用药护理。遵医嘱及时准

确给药，注意观察疗效及不良反应。病人使用呼吸兴奋剂时应保持呼吸道通畅，静脉滴注速度不宜过快，注意观察病人反应。⑥配合抢救：备齐有关抢救用品，发现病情恶化需及时配合抢救，同时做好病人家属的心理支持。

3.略。

第二章　循环系统疾病病人护理实践

项目一　心力衰竭病人的护理

1.目前病人主要存在哪些护理问题？

①气体交换受损　与心力衰竭引起肺循环瘀血有关。②活动无耐力　与心排血量下降有关。③恐惧／焦虑　与病情突发加重，不了解病情有关。

2.首优护理问题是什么？针对首优问题应采取哪些护理措施？

（1）首优护理问题：气体交换受损。

（2）护理措施：①休息。保持环境安静舒适，空气新鲜，适宜的温湿度，采取端坐卧位，减轻呼吸困难。②氧疗。给予高流量吸氧，湿化瓶中加入20%～30%乙醇溶液。③用药护理。遵医嘱用药，控制输液量及输液速度，观察药物疗效和不良反应。④病情观察，如生命体征、神志、瞳孔、缺氧症状等观察，如有异常，及时报告医生。⑤咳痰护理。教会病人有效咳痰的方法，必要时协助排痰。⑥心理护理。安慰病人，保持其情绪稳定。

3.略。

项目二　冠状动脉粥样硬化病人的护理

1.目前病人主要存在哪些护理问题？

①疼痛　与心绞痛发作心肌缺血、缺氧导致胸痛有关。②活动无耐力　与心排血量下降有关。③潜在并发症　心脏停搏、心律失常等。

2.首优护理问题是什么？针对首优问题应采取哪些护理措施？

（1）首优护理问题：疼痛。

（2）护理措施：①休息与活动。保持环境安静舒适，空气新鲜，适宜的温湿度，心绞痛发作时卧床休息。②氧疗。给予低流量吸氧。③疼痛护理。遵医嘱给予止痛药物，注意观察药物疗效和不良反应。④病情观察，如生命体征、神志、瞳孔、面色、疼痛发作观察等，如有异常，及时报告医生。⑤心理护理。安慰病人，保持其情绪稳定。⑥备好急救药品及物品。

3.略。

项目三　原发性高血压病人的护理

1.目前病人主要存在哪些护理问题？

①疼痛　与血压升高导致头痛有关。②潜在并发症　高血压急症。③知识缺乏　缺乏疾病预防、保健知识和高血压用药知识。

2. 首优护理问题是什么？针对首优问题应采取哪些护理措施？

（1）首优护理问题：潜在并发症：高血压急症。

（2）护理措施：①休息。保持环境安静舒适，空气新鲜，适宜的温湿度；嘱病人平卧，抬高床头30°，绝对卧床休息。②氧疗。保持呼吸道通畅，吸氧。③用药护理。遵医嘱用降压药，控制输液量及输液速度，观察药物疗效和不良反应。④病情观察。生命体征、神志、瞳孔、面色等观察，如有异常，及时报告医生。⑤心理护理。安慰病人，保持其情绪稳定。

3. 略。

第三章　消化系统疾病病人护理实践

项目一　腹泻病人的护理

1. 目前病人主要存在哪些护理问题？

①腹泻　与肠道感染性疾病有关。②有体液不足的危险　与大量腹泻引起失水有关。

2. 首优护理问题是什么？针对首优问题应采取哪些护理措施？

（1）首优护理问题：腹泻。

（2）护理措施：①休息与活动。保持环境安静舒适，空气新鲜，适宜的温湿度。②饮食护理。以少渣、易消化食物为主，避免生冷、多纤维、味道浓烈的刺激性食物。③用药护理。遵医嘱用药，观察药物疗效和不良反应。④病情观察。生命体征、神志、排便情况、皮肤弹性、肛周皮肤等，如有异常，及时报告医生。⑤肛周皮肤护理。排便后用温水清洗肛周，保持清洁干燥，涂以软膏保护。⑥心理护理。安慰病人，保持其情绪稳定。

3. 略。

项目二　消化道溃疡病人的护理

1. 目前病人主要存在哪些护理问题？

①腹痛　与胃溃疡发作导致腹痛有关。②营养失调：低于机体需要量　与纳差、进食减少有关。③焦虑　与疾病反复发作、病程迁延有关。④潜在并发症　胃出血、胃穿孔、幽门梗阻、胃癌等。

2. 首优护理问题是什么？针对首优问题应采取哪些护理措施？

（1）首优护理问题：腹痛。

（2）护理措施：①观察腹痛部位、性质、时间，评估病人疼痛程度。向病人讲解疼痛原因，消除其紧张心理。帮助病人减少或去除诱发疼痛的因素。②注意观察及详细了解病人疼痛的规律和特点，指导病人准备制酸性食物如苏打饼干等，在疼痛前进食，或服用制酸剂以防疼痛发生，也可采用局部针灸或热敷止痛。③指导病人有规律的生活、劳逸结合。较重的活动性溃疡或便潜血阳性病人，应卧床休息1～2周；病情较轻者，可边工作边治疗，注意劳逸结合。④指导病人有规律地进餐，提倡少量多餐。避免粗糙、过冷、过热和刺激性食物及饮料，主食以面食为主，不习惯面食可以软饭、米粥代替。每天食物定时定量，不暴饮暴食，不过饥过饱。戒烟戒酒。⑤慎用或勿用可能导致溃疡发生的药物，如阿司匹林、咖啡因、波尼松、利血平等。⑥遵医嘱给药，并注意观察药物的药效及不良反应。⑦定期复查。

3. 略。

项目三　肝硬化病人的护理

1. 目前病人主要存在哪些护理问题？

①营养失调：低于机体需要量　与肝功能减退引起消化和吸收障碍有关。②体液过多　与肝功能减退引起水钠潴留有关。③皮肤完整性受损　与机体水肿、局部皮肤长期受压有关。④活动无耐力　与肝病导致营养失调有关。⑤潜在并发症　食道胃底静脉曲张破裂出血、自发性腹膜炎、肝性脑病、原发性肝癌、肝肾综合征等。

2. 首优护理问题是什么？针对首优问题应采取哪些护理措施？

（1）首优护理问题：营养失调：低于机体需要量。

（2）护理措施：①饮食护理。限制水、钠的摄入，给予高热量、高蛋白、高维生素、低脂饮食，少食多餐，食物应柔软易消化，严禁饮酒，忌辛辣、油腻、生冷、煎炸、硬固食物，以免造成食管胃底静脉曲张破裂。②营养支持。必要时遵医嘱给予静脉补充营养。③营养状况监测，评估病人的饮食和营养状况。

3. 略。

项目四　上消化道出血病人的护理

1. 目前病人主要存在哪些护理问题？

①体液不足　与上消化道大量出血、液体摄入不足等有关。②活动无耐力　与血容量减少有关。③营养失调：低于机体需要量　与上消化道出血血液丢失过多，限制饮食，营养摄入不足有关。④恐惧和忧虑　与消化道出血生命受威胁有关。⑤睡眠形态紊乱　与失血引起的恐惧及持续接受治疗有关。

2. 首优护理问题是什么？针对首优问题应采取哪些护理措施？

（1）首优护理问题：体液不足。

（2）护理措施：①保持环境安静舒适，空气新鲜，温湿度适宜，避免刺激性气体吸入。②按医嘱为病人静脉输液，补充足够的水、电解质，必要时输血浆或全血。注意观察药物疗效和不良反应。③观察记录病人尿色、量，必要时记录24小时出入量，为补液提供有效的依据。④有胃肠减压者，保持胃肠减压的有效性，如管道通畅、负压状态等，应及时抽吸胃内液体和气体，并观察记录胃液色、量和性质。⑤注意观察病人皮肤、黏膜情况。⑥根据病情监测血压、脉搏、呼吸，每0.5～1小时1次，并进行记录。⑦心理护理。安慰病人，保持其情绪稳定。

3. 略。

项目五　急性胰腺炎病人的护理

1. 目前病人主要存在哪些护理问题？

①疼痛　与胰腺及其周围组织炎症、胆道梗阻有关。②有体液不足的危险　与呕

吐、禁食、出血有关。③气体交换受损　与腹胀、低氧血症有关。④营养失调：低于机体需要量　与恶心、呕吐、禁食和应激消耗有关。⑤体温过高：与胰腺炎、坏死、继发感染有关。

2. 首优护理问题是什么？针对首优问题应采取哪些护理措施？

（1）首优护理问题：疼痛。

（2）护理措施：①控制疼痛，协助病人弯腰，屈膝侧卧以缓解疼痛；按摩背部，增加舒适感。②药物护理。疼痛剧烈时，诊断明确后给予解痉（山莨菪碱、阿托品等）、镇痛药物，注意吗啡可引起 Oddi 括约肌张力增加，需谨慎使用，观察用药前后疼痛有无减轻，疼痛性质和特点有无变化。遵医嘱使用抑制胰液分泌及抗胰酶药物，如质子泵抑制剂、H$_2$ 受体阻滞剂、生长抑素或胰蛋白酶抑制剂等。③禁食、持续胃肠减压，以减少胰液对胰腺及周围组织的刺激；禁食期间给予肠外营养支持。④病情观察。观察并记录病人腹痛部位、性质、程度及发作时间、频率等。⑤心理护理。为病人提供安全舒适的环境，了解其感受，予以安慰鼓励。

3. 略。

第四章　泌尿系统疾病病人护理实践

项目一　急性肾小球肾炎病人的护理

1. 目前病人主要存在哪些护理问题？

①体液过多　与肾小球滤过率下降有关。②有皮肤完整性受损的危险　与皮肤水肿营养不良有关。③焦虑　与缺乏诊断及治疗的相关知识，或对治疗和预后不可知有关。④潜在并发症　充血性心力衰竭、高血压脑病、急性肾衰竭等。

2. 首优护理问题是什么？针对首优问题应采取哪些护理措施？

（1）首优护理问题：体液过多。

（2）护理措施：①活动与休息。起病 2 周内患儿应卧床休息，待水肿消退、血压降至正常、肉眼血尿消失，方可轻微活动；病后 1～2 个月内活动量宜加限制；3 个月内避免剧烈活动。尿内红细胞减少，血沉正常可上学，但应避免体育活动。尿内红细胞正常后，恢复正常的生活。②观察病情变化。观察尿量、尿的性质，准确记录 24 小时出入量，每周留尿标本送检，注意观察尿量、尿色，患儿尿量增加，肉眼血尿消失，提示病情好转；如尿量持续减少，出现头痛、恶心、呕吐等，要警惕急性肾功能衰竭的发生。病初 1 个月内，每周留尿标本做尿常规检查 1～2 次，留取每天晨起第一次尿较好。观察血压变化，若血压出现突然增高、剧烈头痛、头晕眼花、呕吐等，提示并发高血压脑病。密切观察呼吸、心率或脉率等变化，警惕心力衰竭的发生。监测生命体征的改变，要警惕严重循环充血、急性肾功能不全等的发生，并做透析前心理护理。③注意治疗效果和药后反应。应用降压药利血平后可有鼻塞、面红、嗜睡等不良反应。应用降压药的患儿避免突然起立，以防直立性低血压的发生。应用利尿剂后，要注意有无大量利尿，有无脱水、电解质紊乱等。④饮食护理。应根据病情加以选择，予以高糖、高维生素、适量蛋白质和脂肪的低盐饮食,急性期应予以低盐饮食,以减轻水肿和心脏负担。当患儿出现少尿或高钾血症时,应限制富含钾的食物,如海带、紫菜等。根据水肿程度及每日尿量确定摄入的液体量。给予优质蛋白,肾功能正常者蛋白质入量应按 1g/(kg·d),如出现氮质血症及明显少尿阶段应限制蛋白质的摄入,按 0.6~0.8g/(kg·d)供给。每天供给的热量不低于 30kal/(kg·d)脂肪,以植物性脂肪为主。⑤健康教育。向家长及患儿宣教本病是一种自限性疾病,强调控制患儿活动是改善疾病进展的主要措施,尤其是前 2 周。注意锻炼身体,增强体质,避免上呼吸道感染。定期门诊随诊,定期查尿常规。

3. 略。

项目二　尿路感染病人的护理

1. 目前病人主要存在哪些护理问题?

①排尿障碍　与泌尿系统感染引起的尿频、尿急、尿痛有关。②体温过高　与感染有关。③焦虑　与缺乏诊断及治疗的相关知识,或对治疗和预后不可知有关。④潜在并发症　肾乳头坏死、肾周围脓肿等。

2. 首优护理问题是什么?针对首优问题应采取哪些护理措施?

(1)首优护理问题:排尿障碍。

(2)护理措施:①休息　急性发作期注意卧床休息。②饮食护理　给予清淡、营养丰富、易消化、高热量饮食。嘱病人多饮水,每日饮水量不应少于 2000mL。③病情观察　观察病人体温变化,高热者配合物理降温,做好口腔护理。观察并记录尿液的量、色、性质、气味的变化。④保持皮肤黏膜的清洁　加强个人卫生,增加会阴清洗次数,减少感染机会。⑤缓解疼痛　指导病人进行膀胱区热敷或按摩,以缓解局部肌肉痉挛和疼痛。⑥心理护理　安慰病人,保持其情绪稳定。

3. 略。

项目四　肾病综合征病人的护理

1. 目前病人主要存在哪些护理问题?

①体液过多　与低蛋白血症致血浆胶体渗透压下降有关。②营养失调:低于机体需要量　与大量蛋白尿、摄入减少及吸收障碍有关。③有感染的危险　与机体抵抗力下降有关。④有皮肤完整性受损的危险　与水肿、营养不良有关。

2. 首优护理问题是什么?针对首优问题应采取哪些护理措施?

(1)首优护理问题:体液过多。

(2)护理措施:①休息与体位。卧床休息,取半坐卧位,抬高下肢。指导病人选择柔软、宽松的衣裤。②饮食护理。给予低盐饮食。限制水的摄入,每天摄入量不超过前一天 24 小时尿量加上 500mL;限制蛋白质的摄入,一般给予 0.6~0.8g/(kg·d)的优质蛋白。供给病人足够的热量,减少体内蛋白质的消耗,以免引起负氮平衡。③病情观察。记录 24 小时出入液量,监测尿量变化;定期测量病人体重;观察水肿的消长情况;监测生命体征、尿常规、肾小球滤过率、血尿素氮、血肌酐、血浆蛋白、血清电解质等。④用药护理。遵医嘱给药,观察疗效及有无不良反应。⑤心理护理。安慰病人,保持其情绪稳定。⑥健康指导。告知病人水肿的原因及遵从治疗饮食的重要性。指导病人合理安排每天食物的含盐量和饮水量。

3. 略。

项目五　肾衰竭病人的护理

1. 目前病人主要存在哪些护理问题？

①潜在并发症　水、电解质、酸碱平衡失调等。②体液过多　与肾衰竭导致水钠潴留有关。③营养失调：低于机体需要量　与食欲下降、消化功能紊乱等因素有关。④有感染的危险　与机体免疫力降低、皮肤水肿有关。⑤活动无耐力　与并发高血压，心力衰竭，贫血，水、电解质和酸碱平衡紊乱等因素有关。

2. 首优护理问题是什么？针对首优问题应采取哪些护理措施？

（1）首优护理问题：潜在并发症：水、电解质、酸碱平衡失调。

（2）护理措施：①休息与体位。应绝对卧床休息以减轻肾脏负担。抬高下肢促进血液回流。②维持与监测水平衡。坚持"量入为出"的原则。严格记录24小时出入液量，同时将出入量的记录方法、内容告诉病人，以便于得到病人的充分配合。③监测并及时处理电解质、酸碱平衡失调。监测血清钾、钠、钙等电解质的变化，如发现异常及时通知医生处理；进行心电监护，密切观察有无高血钾征象，如脉律不齐、肌无力、心电图改变等；限制钾的摄入，少用或忌用富含钾的食物，禁止输入库存血，限制钠盐；密切观察有无低钙血症的征象，如手指麻木、易激惹、腱反射亢进、抽搐等，如发生低血钙，可摄入含钙量高的食物如牛奶，并可遵医嘱使用活性维生素D及钙剂；不使用含钾的药物。④密切观察病情变化。⑤心理护理。安慰病人，保持其情绪稳定。

3. 略。

第五章　血液系统疾病病人护理实践

项目一　缺铁性贫血病人的护理

1. 目前病人主要存在哪些护理问题？

①营养失调：低于机体需要量　与铁摄入不足、吸收不良、需要量增加或丢失过多有关。②活动无耐力　与贫血导致组织缺氧有关。③有受伤的危险　与严重贫血有关。④知识缺乏　缺乏缺铁性贫血有关防治方面的知识。⑤潜在并发症　贫血性心脏病。

2. 首优护理问题是什么？针对首优问题应采取哪些护理措施？

（1）首优护理问题：营养失调。

（2）护理措施：①饮食护理。指导病人保持均衡饮食，避免偏食和挑食；鼓励病人多吃含铁丰富且吸收率较高的食物，如瘦肉、肝脏、蛋黄、动物血、海带、黑木耳等；增加富含维生素C的蔬菜和水果，促进铁的吸收。②用药护理。口服铁剂最常见的不良反应是恶心、呕吐、胃部不适和黑便等胃肠道反应，故应嘱病人餐后或餐中服用；避免与牛奶、浓茶及咖啡等同服，影响铁的吸收；口服液体铁剂时要用吸管，避免牙染黑；服铁剂期间，粪便颜色会变黑，此为铁与肠内硫化氢作用而生成黑色硫化铁所致，应做好解释；铁剂治疗有效者，于用药后 1 周左右，网织红细胞数开始上升，2 周左右，血红蛋白开始升高，一般 2 个月左右恢复正常。为进一步补足体内贮存铁，在血红蛋白恢复正常后，仍需继续服用铁剂至少 4 ～ 6 个月；若是妊娠期、哺乳期妇女除食用含铁多的食物以外，还可每日服少量硫酸亚铁 0.2g。③输血或成分输血的护理。遵医嘱输全血或输浓缩红细胞，以缓解机体缺氧和减轻贫血症状。输血前，必须做好配型及查对工作；输血过程中应注意加强监测，控制输血速度，防止心脏负荷过重而诱发心力衰竭；及时发现和处理输血反应。

3. 略。

项目二　白血病病人的护理

1. 目前病人主要存在哪些护理问题？

①有受伤的危险：出血　与血小板减少和白血病细胞浸润等有关。②活动无耐力　与贫血、发热及化疗有关。③体温过高　与白血病引起感染有关。④预感性悲伤　与急性白血病治疗效果差，死亡率高有关。⑤有感染的危险　与正常粒细胞减少、免疫力低下及化疗有关。⑥知识缺乏　缺乏对急性白血病预防出血、感染的知识。⑦潜在并发症　化疗药物的不良反应等。

2. 首优护理问题是什么？针对首优问题应采取哪些护理措施？

（1）首优护理问题：有受伤的危险：出血。

（2）护理措施：①病情观察。注意观察病人出血发生的部位，主要表现形式、发展或消退情况，及时发现新的出血。②一般护理。严重出血者，必须绝对卧床休息，协助病人做好各种生活护理。鼓励病人进食高蛋白、高维生素、易消化的软食或半流质饮食，禁食过硬、粗糙的食物。保持大便通畅，积极防治便秘。③皮肤出血的预防与护理。保持床单平整，衣着柔软；避免肢体的碰撞或外伤；各种护理操作动作轻柔；尽可能减少注射次数。④口腔、牙龈出血的预防与护理。指导病人用软毛牙刷刷牙，忌用牙签剔牙；牙龈渗血时，可用肾上腺素棉球或明胶海绵片敷于牙龈，或者局部压迫止血。⑤出血明显者，遵医嘱输注浓缩血小板、新鲜血浆等，注意观察有无输血反应。

3. 略。

第六章　内分泌系统疾病病人护理实践

项目一　甲状腺功能亢进症病人的护理

1. 目前病人主要存在哪些护理问题？

①潜在并发症　甲状腺危象。②体温过高　与发生甲状腺危象有关。③营养失调：低于机体需要量　与代谢率增高导致代谢需求大于摄入有关。④活动无耐力　与蛋白质分解增加需绝对卧床休息有关。

2. 首优护理问题是什么？针对首优问题应采取哪些护理措施？

（1）首优护理问题：潜在并发症：甲状腺危象。

（2）护理措施：①保持环境安静舒适，空气新鲜，温湿度适宜，避免刺激性气体吸入。②病人绝对卧位休息。③氧疗：给予低流量、低浓度持续吸氧。④物理降温，遵医嘱使用降温药物。⑤病情观察：观察生命体征和神志变化等。⑥心理护理：安慰病人，保持其情绪稳定，避免诱因刺激。⑦用药护理：立即建立静脉通道，观察药物疗效和不良反应。⑧做好甲状腺危象的急救准备。

3. 略。

项目二 糖尿病病人的护理

1. 目前病人主要存在哪些护理问题？

①潜在并发症 酮症酸中毒。②营养失调：低于机体需要量 与体内胰岛素不足，葡萄糖不充分利用或控制饮食不当有关。③疾病知识缺乏 与信息来源不足有关。④有感染的危险 与高血糖、微循环障碍、机体防御机能减弱有关。

2. 首优护理问题是什么？针对首优问题应采取哪些护理措施？

（1）首优护理问题：潜在并发症：酮症酸中毒。

（2）护理措施：①保持环境安静舒适，空气新鲜，温湿度适宜，避免刺激性气体吸入。②绝对卧床休息，注意保暖。③保持呼吸道通畅，协助病人排出痰液，做好口腔护理。④用药护理：立即建立静脉通道，保证液体及胰岛素的及时、准确的应用。⑤氧疗：给予低流量、低浓度持续吸氧。⑥病情观察：密切观察病情变化，监测病人尿糖、酮体、血糖、血钾水平。记录24小时出入液量。⑦心理护理：安慰病人，保持其情绪稳定。

3. 略。

第七章 神经系统疾病病人护理实践

项目一 脑损伤病人的护理

1. 目前病人主要存在哪些护理问题？

①潜在并发症 脑疝、颅内再出血。②营养失调：低于机体需要量 与进食减少有关。③疼痛 与病人外伤有关。④睡眠型态紊乱 与头晕头痛导致无法入睡有关。

2. 首优护理问题是什么？针对首优问题应采取哪些护理措施？

（1）首优护理问题：潜在并发症：脑疝。

（2）护理措施：①一般护理：嘱患儿卧床休息，抬高床头30°，保持头与脊柱在同一直线上，以利于脑静脉回流。②饮食护理：清淡易消化、营养丰富饮食，避免便秘。②病情观察：监测生命体征、瞳孔、意识的变化；观察有无颅内压增高表现及脑脊液漏；观察头痛的性质、部位、时间、频率、强度等。③避免颅内压骤然增高的因素，保证充足睡眠，适当运动。养成定时排便的习惯，保持大便通畅，避免剧烈咳嗽和用力过猛。④遵医嘱降低颅内压。

3. 略。

项目二 脑梗死病人的护理

1. 目前病人主要存在哪些护理问题？

①意识障碍 与脑部缺血、缺氧有关。②躯体活动障碍 与意识障碍及运动神经

中枢受损致肢体无力有关。③语言沟通障碍　与大脑语言中枢功能受损有关。④知识缺乏　缺乏药物治疗及自我监控血压的相关知识。⑤潜在并发症　心律失常、心力衰竭、猝死等。

2. 首优护理问题是什么？针对首优问题应采取哪些护理措施？

（1）首优护理问题：意识障碍。

（2）护理措施：①一般护理。一级护理，监测生命体征及神志变化，病室环境安静，立即建立静脉通路。②定期监测病人血压，每天最少两次。观察病人的呼吸频率，监测并发症征象。观察用药前后的反应。③对症护理。给氧，低流量、低浓度持续性给氧。④用药护理。改善脑循环，给予低分子右旋糖酐；抗血小板聚集，给予阿司匹林；降压，给予氢氯噻嗪、硝苯地平、卡托普利。遵医嘱用药，观察药物疗效和不良反应。⑤饮食护理。给予鼻饲饮食，高蛋白、高维生素、低盐低脂、清淡温凉、易消化的流质饮食。意识恢复、病情稳定后，如无吞咽功能障碍，可自行进食，予营养丰富易消化、无刺激的半流质饮食或软食，少量多餐。⑥心理护理。病人意识恢复后给予心理疏导，消除其顾虑。

3. 略。

项目三　脑出血病人的护理

1. 目前病人主要存在哪些护理问题？

①意识障碍　与脑出血有关。②自理缺陷　与脑出血所致共济失调、需要长期绝对卧床休息有关。③有受伤的危险　与脑出血导致的脑功能损害、意识障碍有关。④潜在并发症　脑疝、血容量不足。

2. 首优护理问题是什么？针对首优问题应采取哪些护理措施？

（1）首优护理问题：意识障碍。

（2）护理措施：①一般护理。监测生命体征、神志，病室环境安静，护理操作应集中进行。保持床单清洁干燥，注意口腔及局部皮肤的护理，防止感染、压疮。立即建立静脉通路。②用药护理。脱水，降低颅内压，调整血压，防止继续出血，促进神经系统的功能恢复。迅速补充血容量、止血，纠正水、电解质、酸碱平衡紊乱，防治失血性休克。予以适量镇静剂，若出现便秘，遵医嘱予缓泻剂。遵医嘱按时按量服用降压药，注意用药后血压的监测。遵医嘱补钾。③饮食护理。禁食，出血停止后给予高蛋白、高维生素、低盐低脂、清淡温凉、易消化的流质饮食，必要情况下给予鼻饲饮食。病情稳定后，予以营养丰富、易消化、无刺激的半流质饮食或软食，少量多餐。④症状护理。绝对卧床2～4周，床头抬高15°～30°，减轻脑水肿。病人取平卧位，头偏向一侧，避免颅内压增加的各种因素。做好大小便护理，防止肛周皮肤完整性受损，发生感染。根据病人病情进行内镜止血治疗。定期复查血红蛋白浓度、血细胞比容、红细胞计数等，了解出血是否停止。遵医嘱给予止吐止泻，减少钾的丢失。⑤病情观察。观察生命体征、意识、瞳孔、肢体功能、皮肤及甲床色泽、出入量、呕吐物及粪便的量和性质、血清电解质、血气分析、心率、心律、心电图。⑥心理护理。鼓励病人家属给予更多的支持和关心。病人意识恢复后，多与病人沟通，了解其需求和忧虑，耐心地进行解释疏导，使病人积极配合治疗和护理。鼓励病人积极面对疾病，树立信心。⑦健康教育。向病人及家属讲解有关病情的基本知识，坚持枳极治疗。教会病人家属准确测量血压的方法及护理方法、康复训练技巧。

3. 略。

第八章　急症病人护理实践

项目一　急性心肌梗死病人的护理

1. 目前病人的主要护理问题是哪些？

①疼痛　与心肌缺血坏死有关。②活动无耐力　与心肌氧的供需失调有关。③焦虑　与担心疾病预后有关。④知识缺乏　缺乏心肌梗死相关疾病知识。⑤潜在并发症　猝死。

2. 首优护理问题是什么？针对首优问题应采取哪些护理措施？

（1）首优护理问题：疼痛。

（2）护理措施：①病情观察。观察疼痛的性质、部位、持续的时间、缓解的方式、伴随的症状及生命体征的变化等，如果病人出现大汗淋漓、四肢厥冷、意识障碍，应警惕心源性休克的发生。②休息。绝对卧床休息，保持环境安静，限制探视。③给氧。采用鼻导管给氧，氧流量 2～5L/min，吸氧能增加心肌供氧量，减轻缺血及胸痛。④饮食。给予流质饮食，饮食清淡、易消化，低脂、低胆固醇，避免油腻、辛辣。逐步过渡到半流质、软食、普食。⑤止痛护理。迅速建立静脉通道，遵医嘱使用改善心肌缺血的药物。遵医嘱使用吗啡或哌替啶，给药后注意观察病人的呼吸，及时发现有无呼吸抑制。给予硝酸酯类药物时密切监测病人血压变化，避免药物性低血压的发生。⑥心理护理。病人因疼痛剧烈，有濒死感，故需要专人陪伴，鼓励病人说出不适，给予心理支持，鼓励患者战胜疾病。向病人解释缓解疼痛的方式，如不良情绪会增加心肌的耗氧量，不利于病情的缓解，并告知在医院监护条件下，病人能得到及时的治疗，鼓励病人积极配合，消除焦虑、恐惧的心理。医护人员工作应有条不紊，避免忙乱给病人带来不信任和不安全感。报警仪器音量调低，避免仪器报警声音给病人带来不适，影响病人休息。

3. 略。

项目二　有机磷农药中毒病人的护理

1. 目前病人的主要护理问题是哪些？

①潜在并发症　脑水肿、肺水肿、呼吸衰竭。②清理呼吸道低效　与有机磷农药中毒致支气管分泌物过多有关。③体液不足　与有机磷农药中毒致严重吐泻有关。④知识缺乏　缺乏有机磷农药毒性知识。⑤恐惧、焦虑　与担心预后有关。⑥有误吸的危险　与洗胃灌入大量液体有关。

2. 首优护理问题是什么？针对首优问题应采取哪些护理措施？

（1）首优护理问题：潜在并发症：脑水肿、肺水肿、呼吸衰竭。

（2）护理措施：①卧床休息，取平卧位，头侧向一边，防止呕吐物吸入。②保持呼吸道通畅，必要时吸氧或应用人工呼吸机。③保持静脉通畅，如心功能良好者，加速静脉补液，促进毒物排泄，必要时可采用换血疗法。④密切观察神志、瞳孔、面色、皮肤、尿量、体温、脉搏、呼吸、血压、呼吸道分泌物、肺部啰音等变化。出现昏迷、呼吸、循环、肾功能衰竭时，应协助医生积极采取有效的抢救措施，昏迷者按昏迷护理常规处理。⑤严格交接班制度，注意有机磷农药中毒反跳症状，如出现胸闷、食欲不振、出汗、唾液分泌明显增加，应及时处理。⑥加强饮食管理，给清淡、易消化饮食，有机磷中毒忌食油脂食物，注意保暖，防止受凉。⑦使用特殊解毒剂，要密切观察药物疗效和不良反应。⑧做好心理护理：对服毒者加强防护，有专人陪护。加强安全护理措施，防止坠床或再次自杀。

3. 略。

项目三　溺水病人的护理

1. 针对案例二，目前病人的主要护理问题有哪些？

①低效性呼吸型态　与淹溺导致呼吸窘迫、急性肺水肿有关。②气体交换受损　与肺泡充血水肿，有效呼吸面积下降有关；与气道分泌物增多，影响换气功能有关。③有受伤的危险　与脑组织受损导致意识改变有关。④潜在并发症　误吸、应激性溃疡、肾功能衰竭。

2. 针对案例二，病人首优护理问题是什么？该采取哪些护理措施？

（1）首优护理问题：低效性呼吸型态。

（2）护理措施：①病情观察。严密观察病人的神志、呼吸频率、深度，判断有无呼吸困难。观察病人咳嗽咳痰情况，痰的色、质、量，听诊肺部啰音及心律、心率情况，监测血压。注意监测尿的颜色、量、性质，准确记录尿量。②立即给予氧气吸入（高流量20%~30%乙醇湿化），降低肺泡表面张力。③保持呼吸道通畅，及时采用机械吸痰法吸出口鼻分泌物，必要时协助医师行气管插管或气管切开术，行呼吸机辅助呼吸。④开通静脉通道，及时准确给予抗生素控制肺部感染，积极纠正酸中毒，维持呼吸功能。并观察药物的疗效及不良反应。

3. 略。

第九章　创伤、骨科病人护理实践

项目一　多发性创伤病人的护理

1. 目前病人主要存在哪些护理问题？

①组织灌注量改变　与有效循环血量减少有关。②疼痛　与创伤造成组织损伤有关。③皮肤完整性受损　与开放性损伤有关。④意识障碍　与失血导致血容量不足有关。⑤潜在并发症　窒息、休克等。

2. 首优护理问题是什么？针对首优问题应采取哪些护理措施？

（1）首优护理问题：组织灌注量改变。

（2）护理措施：①补充血容量。迅速建立静脉通路，遵医嘱给予快速补液，准确记录出入量。②病情观察。密切观察病人神志、尿量、生命体征等变化。③保持呼吸道通畅。病人仰卧位，头偏向一侧，清除口鼻分泌物、呕吐物等；舌后坠时，使用口咽通气管，必要时协助医生进行气管插管或气管切开。④开放性伤口护理。协助医生给予包扎止血。

3.略。

项目二 骨折病人的护理

1.目前病人主要存在哪些护理问题？

①疼痛 与外伤所致的组织创伤、踝关节活动有关。②焦虑 与疼痛、担心疾病的预后等因素相关。③自理缺陷 与病人骨折后日常生活不能完全自理有关。④知识缺乏 缺乏骨折后自我护理的知识。

2.首优护理问题是什么？针对首优问题应采取哪些护理措施？

（1）首优问题：疼痛。

（2）护理措施：①协助病人采取相对舒适的体位，遵医嘱应用镇痛剂，以减轻病人的疼痛；妥善固定患肢，避免肢体远端移动。②提供舒适的病房环境，减少不必要的外界刺激；关心病人，鼓励其诉说对疼痛、即将接受治疗的感受，并发泄不良情绪，帮助病人寻找可靠的心理支持系统。③加强病情观察，注意加强病人的生活照料，如头发护理、口腔护理、皮肤护理，以防止术后并发症的发生。鼓励并协助病人早期活动，同时逐步增加活动量。④指导病人患侧肢体适当进行功能锻炼，防止瘢痕收缩，影响肢体功能。

3.略。

主要参考文献

［1］李小寒，尚少梅.基础护理学.6 版.北京：人民卫生出版社，2017.

［2］李乐之，路潜.外科护理学.6 版.北京：人民卫生出版社，2018.

［3］龙黎明，吴瑛.内科护理学.6 版.北京：人民卫生出版社，2017.

［4］崔焱，仰曙芬.儿科护理学.6 版.北京：人民卫生出版社，2017.

［5］郭爱敬，周兰姝.成人护理学.3 版.北京：人民卫生出版社，2017.

［6］葛均波，徐永健.内科学.8 版.北京：人民卫生出版社，2013.

［7］张赛月.护理干预对乙型肝炎肝硬化患者遵医行为及病情的影响.中国医学创新，2017，14（1）：79.

［8］中国心胸血管麻醉学会急救与复苏分会，中国心胸血管麻醉学会心肺复苏全国委员会，中国医院协会急救中心（站）管理分会，等.淹溺急救专家共识.中华急诊医学杂志，2016，（12）：1230.

［9］孙博，王高临，朱秀红，等.个性化饮食护理在慢性胃溃疡患者护理中的效果.贵州医药，2017，41（11）：1222.

［10］张帆.探析对慢性胃炎及胃溃疡患者采取的综合护理干预措施.世界最新医学信息文摘，2016，16（60）：347.

［11］吕丽.实施延伸护理对肝硬化患者生活质量的影响.医学研究与教育，2016，33（5）：21.